Home Exercise Guide
for **Senior**

슬 기 로 운

홈 시니어 트레이닝

비대면 시대의 노년 자가운동 가이드

지은이 **박정욱**

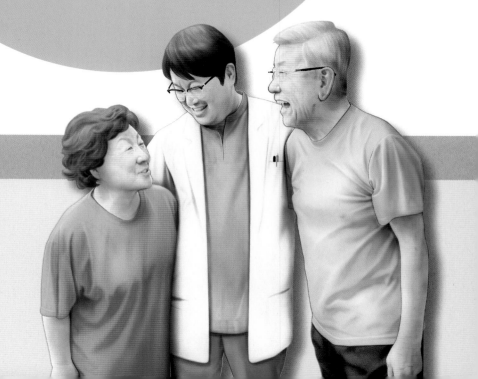

슬기로운 시니어 홈트레이닝
비대면 시대의 노년 자가운동 가이드

첫째판 1쇄 인쇄 | 2021년 6월 21일
첫째판 1쇄 발행 | 2021년 6월 29일

지 은 이   박정욱
발 행 인   장주연
출 판 기 획   최준호
편집디자인   최정미
표지디자인   김재욱
일 러 스 트   김경열
제 작 담 당   이순호
발 행 처   군자출판사(주)
　　　　　등록 제4-139호(1991. 6. 24)
　　　　　본사 (10881) **파주출판단지** 경기도 파주시 회동길 338(서패동 474-1)
　　　　　전화 (031) 943-1888　　팩스 (031) 955-9545
　　　　　홈페이지 | www.koonja.co.kr

ISBN   979-11-5955-726-2
정가   28,000원

이 책을 올해 소천하신 아버지와 여전히 제 곁에 계시는
사랑하는 어머니와 장인어른, 장모님께 바칩니다.

저자 **박정욱**

탑팀재활의학과 대표원장

저자는 재활의학과 전공의 시절에 떠오른 논문과 특허 아이디어를 실현하려 노력하다가 연구의 재미에 흠뻑 빠지게 된다. 전문의를 취득한 후 이를 업그레이드하려 고민하던 중 의전원 전임교수로 특채되는 행운을 얻는다. 하지만 자신의 이상과 학교의 현실 사이에서 꽤 오랜 시간 괴로워하다가 주변의 만류에도 불구하고 미련 없이 학교를 박차고 나온다. 지금은 재활의학과 의원을 개원하여 챔버 오케스트라 같은 작지만 견실한 의원을 운영하고 있다. 개원 이후에도 연구에 대한 미련을 버리지 못하고 논문과 방송, 칼럼, 유튜브 출연 등으로 꾸준히 재활의학과 관련된 활동을 이어가고 있다. 다른 분야의 관심도 많아 누가 시키지도 않은 그림을 그리고 웹툰 시나리오를 끄적거리는 등 지나친 오지랖으로 아내의 견제에 늘 시달리며 살아가고 있다고 한다.

목차

노인 입체운동에 대하여

'뭐 눈에는 뭐만 보인다'고 재활의학에 몸담은 나로서는 늘 새로운 운동법이나 역학과 관련한 이슈에 관심이 간다. 요즘 젊은이들은 따로 배우지도 않은 운동을 얼마나 잘하는지 재활의학 전공자인 나를 머쓱하게 할 정도다.

반면에 노인분들이나 파킨슨 환우들은 가볍게 앉았다 일어나는 것조차 쉽지 않은 경우가 많다. 이런 분들께 젊은이들을 타겟으로 제작된 홈트 영상이나 피트니스 강사의 동작은 그림의 떡일 뿐이다. 심지어 노인들에게 소외감과 좌절감을 안겨주기까지 한다.

활동이 가능한 노인분만 아니라, 전국에 셀 수 없이 많은 노인요양병원과 요양원 등에서 이들을 진료하는 의료진부터 치료사 중 구체적으로 어떤 운동을 어떤 강도와 빈도로 어떤 점을 주의하며 시행해야 하는지 정확한 매뉴얼을 가지거나 알고 있는 경우를 보기 힘들다.

노인운동은 단순히 수영을 하라거나 많이 걸으라는 수준으로 지도해서는 결코 안 된다. 이미 세계보건기구인 WHO와 우리나라의 보건복지부에 해당하는 미국의 NIH에서는 나이와 질환별로 구체적인 활동과 운동 지침이 마련되어 발표되어 있고 매년 혹은 격년으로 과학적 근거에 따라 업데이트되고 있다.

특히, 강조하고 싶은 점은 노인은 다요소적인 운동접근이 필요하다는 것이다. '다요소적인 입체운동'이라는 표현은 여러 요소의 운동을 적절히 배분해 균형있게 시행하는 것을 말한다. 노인운동은 아래와 같이 크게 네 가지 운동으로 접근할 수 있다.

첫째, 우리가 가장 많이 간과하는 운동은 바로 **균형 운동**이다. 신체 밸런스를 잡아 낙상과 부상을 예방하는 운동의 중요성은 아무리 강조해도 지나치지 않다.

둘째, 흔히 스트레칭이라고 불리는 **유연 운동(이완 운동)**이다. 적절한 근긴장과 관절의 유연성을 기르는 유연 운동은 의외로 외면 받고 있다.

셋째, 근력을 키우는 **강화 운동**이다. 무작정 무거운 무게를 이용해서는 안 된다. 되도록 가벼운 무게를 사용하되 횟수를 증가시키는 방법으로 부상을 막으며 근력 강화의 효과를 볼 수 있다.

마지막으로 **지구력 운동**이다. 이는 단순한 유산소 운동과 약간 다르다. 고강도 운동의 지구력이라기보다는 저강도의 운동을 장시간 버티는 노인 특유의 움직임에 적합한 운동 형태일 것이다. 이러한 네 가지 요소가 어우러진 다요소적인 입체 노인운동을 이 책에 담았다.

이제 혼란스러움은 버리고 이 책을 펴서 매일매일 달라져 가는 신체능력을 확인하는 즐거움을 경험하길 바란다.

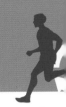

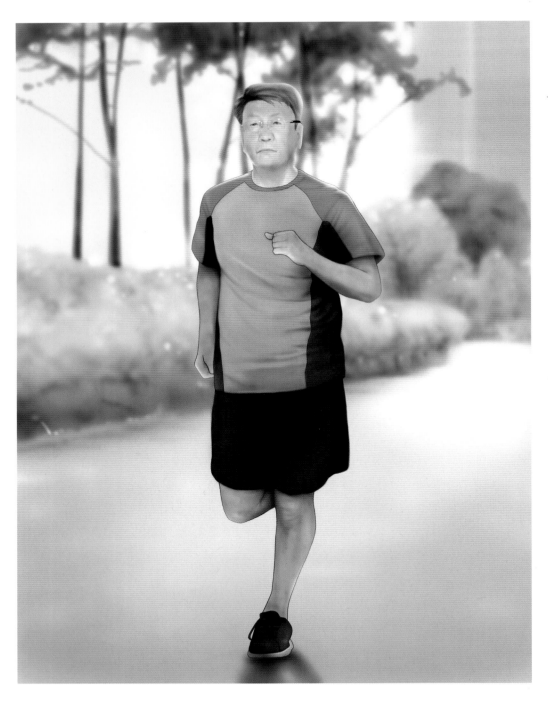

유산소 운동의 강도를 이해하고 소통하는 기준은 크게 두 가지가 있다. 한 가지는 절대적인 기준으로 설정한 운동강도고, 다른 하나는 개인차를 고려한 상대적인 운동강도다.

동영상 QR코드

절대운동강도 MET (Metabolic Equivalent for Task)

- **1 MET**는 자거나 편안히 쉴 때 소모되는 운동강도이다.
- 저강도 운동(**<3.0 METs**): 천천히 걷기(**<3Km/hr**) 등의 정적이지 않은 움직임을 말하며 약 **2.5 METs**가 소모된다.
- 중강도 운동(**3.0~5.9 METs**): 서둘러 걷기(**5Km/hr**)는 **3.5 METs**가 소모되며 대표적인 중강도 운동이다.
- 고강도 운동(**>6.0 METs**): 뛰기(**9.5Km/hr: 20**분동안 **3Km** 달리기) 등의 운동은 **10.0 METs**가 소모되며 고강도 운동에 속한다.

» 절대운동강도는 성별과 체중에 따라 작은 차이가 있으나, 아래 절대운동강도 **MET**를 정리한 표를 참고하여 앞으로의 운동 설계와 소통에 적극 활용할 수 있다.

운동 종류의 시간당 운동량(METs)			
▶ 천천히 걷기(<3Km/hr)	2.0	▶ 눈 치우기	5.3
▶ 정원 다듬기(가볍게)	2.0	▶ 웨이트 트레이닝 (저항근력운동)	6.0
▶ 집 청소(일상)	3.3	▶ 수영 즐기기	6.0
▶ 서둘러 걷기(5Km/hr)	3.5	▶ 힘든 등반	6.7
▶ 삽질 등의 정원 일(힘겹게)	4.0	▶ 노 젓기	6.8
▶ 계단 오르기(천천히)	4.0	▶ 스키	8.0
▶ 자전거 타기(<15Km/hr)	4.0	▶ 농구 경기	8.0
▶ 무용(현대무용 혹은 발레)	4.8	▶ 뛰기(9.5Km/hr)	10.0
▶ 스노쿨링	5.0	▶ 자전거 타기(<15Km/hr)	10~16
▶ 잔디 깎기	5.0		

상대운동강도(최대심박수)

운동강도는 또한 개인에 따른 최대심박수(MHR: Maximal heart Rate)나 최대운동능력
(ME: Maximal Effort) 유발에 대한 기여 정도로 아래와 같이 개인차에 따른 운동강도를 비
율에 따라 설정할 수도 있다. 최대심박수 비율이 더 많이 사용되며 단순화한 강도 스케일로
최대운동능력도 사용되고 있다.

- 저강도 운동(<40% of MHR or ≤4/10 of ME)
- 중강도 운동(40~59% of MHR or 5~6/10 of ME)
- 고강도 운동(>60~84% of MHR or 7~8/10 of ME)

간단한 절대 심박수 METs의 운동적용법

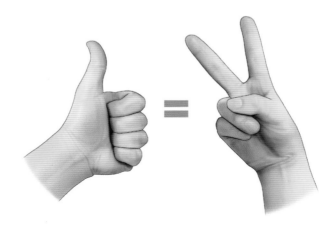

고강도 운동 1분 = 중강도 운동 2분

1분간 시행한 고강도 운동(>6.0 METs)은 2분간 시행한 중강도 운동(3.0~5.9 METs)과 같
다고 전제한다.

→ 즉 30분간 고강도 운동을 시행하였다면 60분간 중강도 운동을 시행한 것과 같다고 계산
하여도 된다.

노인 신체활동 지침

- 노인을 비롯한 성인은 종일 덜 앉아 있고 더 많이 움직여야 한다. 특히 중강도 이상의 운동을 지속하는 경우 건강이 향상되는 확실한 증거가 있다.

- 확실하게 건강해지고 싶다면 중강도 운동을 주당 150분(2시간반) 이상 하거나 고강도 운동을 주당 75분(1시간 15분) 이상 시행해야 한다. 되도록이면 유산소 운동은 일주일 내내 시행하기를 권고하고 있다.

- 부가적인 건강 증진을 얻고 싶다면 주당 300분(5시간) 이상의 신체활동이 필요하다.

- 노인에게는 상기의 유산소 운동이나 근력운동과 더불어 균형 운동이나 유연성운동 같은 노인에게 알맞게 설계된 다요소적 운동이 요구된다.

- 특히 노인들은 그들의 체력 수준에 맞는 운동을 설계하고 결정하여 수행해야 한다.

- 만성질환을 앓는 노인의 경우에는 본인의 질병이 신체활동에 어떠한 영향을 끼치는지 이해해야 한다.

- 노인이 주당 150분 이상의 중강도 운동을 수행할 수 없다면 더 낮은 강도의 운동을 전문가와 계획한다.

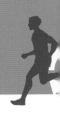

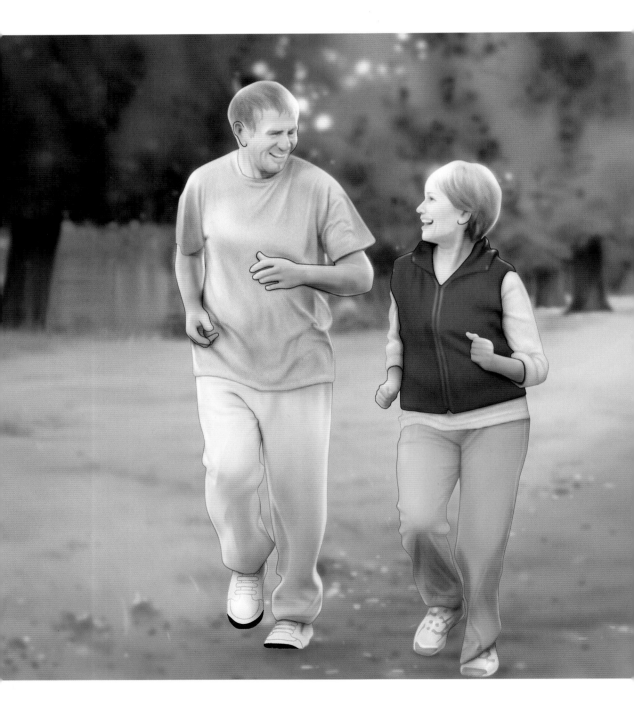

유산소 운동은 지구력 혹은 심폐운동이라고 불린다. 일정 시간 동안 지속적으로 근력운동을 시행하여 열량을 소모하는 운동을 지칭한다. 이를 테면 빠르게 걷기, 달리기, 춤추기, 수영하기 등을 떠올리면 된다. 심폐운동이라는 별칭처럼 유산소 운동은 증가된 신체적 활동으로 심박수와 호흡수를 증가시켜 준다. 유산소 운동은 특별히 중강도 이상의 운동강도만이 의미가 있다. 그러므로 저강도 운동을 아무리 오래한다고 하더라도 유산소 운동으로 분류하기는 힘들다.

▶ 2부 전반부

▶ 2부 후반부

노인 유산소 운동 지침

노인들은 중강도 운동을 주당 150분~300분(2시간 반~5시간) 혹은 고강도 운동을 주당 75분~150분(1시간 15분~2시간 반) 시행하도록 권고된다. 앞서 언급한 것처럼 저강도 운동이 아닌 중강도 이상의 운동만을 유산소 운동으로 이해한다. 되도록이면 유산소 운동은 일주일 내내 시행하기를 권고하고 있으며 적어도 주 3회 이상이 좋다. 유산소 운동을 지속하면 나이가 들어가며 따라오는 기능의 소실을 줄여주며 낙상 등으로 인한 위험을 현저히 줄여준다고 밝혀져 있다.

노인 유산소 운동의 예

▶ 걷기 혹은 산책

▶ 춤추기

▶ 수영

▶ 아쿠아로빅(물속 에어로빅)

▶ 달리기 혹은 조깅

▶ 자전거 타기(실내 혹은 실외)

▶ 잔디 깎기 혹은 낙엽 치우기 등의 정원일

▶ 테니스, 농구 등의 스포츠

▶ 골프 중간에 걷기

▶ 요가나 필라테스 중 중강도 이상의 운동

※ 중강도 이상의 운동이어야 하며 노인의 체력 수준에 적합한 운동

노인과 성인 유산소 운동량의 차이

같은 운동이라도 노인의 경우 체력과 활동 수준에 따라 절대운동강도 MET가 다를 수 있다. 예를 들어 같은 무용이라 할지라도 현대무용이나 발레를 젊은 성인이 시행하는 데 필요한 절대운동량(4.8 METs)과 가벼운 사교댄스를 하는 노인의 절대운동량(3.5 METs)은 다를 수 있다. 그러므로 노인의 운동량을 설정할 때는 적절한 상대운동강도인 최대심박수(MHR)와 최대운동능력(Maximal Effort)을 기준으로 하는 것이 더 적절하다. 이를 다음 장에 자세히 소개한다.

노인 유산소 운동의 빈도와 강도

유산소 운동은 주 전체에 걸쳐 시행해야 하며 적어도 주 3회 이상 시행하는 것이 요구된다. 이렇게 시행된 유산소 운동은 부상의 위험과 과도한 피로를 예방해 준다. 물론 유산소 운동은 중강도에서 고강도에 이르는 범위의 운동을 시행해야 한다. 무엇보다도 중요한 점은 노인의 신체 능력과 질병의 상태를 고려하여 운동 중 부상이나 손상을 입지 않도록 운동을 설계하고 목표를 서서히 증가시켜야 한다.

노인 유산소 운동

>> 절대운동강도 MET

- 저강도 운동(<3.0 METs): 누워서 자거나 앉아서 편안히 쉴 때는 1.0 MET가 소모된다. 가벼운 걷기 등은 2.0 METs가 소모되어 유산소 운동으로 보기 어렵다.
- 중강도 운동(3.0~5.9 METs): 서둘러 걷기(5Km/hr)는 3.5 METs가 소모되며 대표적인 중강도 운동이다.
- 고강도 운동(>6.0 METs): 뛰기(9.5Km/hr: 20분동안 3Km 달리기)는 10.0 METs가 소모되며 고강도 운동에 속한다.

>> 상대운동강도 MHR (Maximal heart Rate 최대심박수)와 ME (Maximal Effort 최대운동능력)

❯ 노인은 같은 신체활동에도 젊은 성인에 비해 훨씬 더 많은 에너지가 요구될 수 있다. 그래서 노인들에게는 상대운동강도를 제시하는 것이 더 설득력 있다. 최대운동능력을 10으로 보았을 때 중강도 운동은 5~6 수준의 운동을 말하며 심박수와 호흡수가 뚜렷하게 증가한다. 고강도 운동은 7~8 수준의 신체활동을 나타내며 심박수와 호흡수가 현저히 증가하는 것으로 알아챌 수 있다.

노인 지구력 운동

>> 쇼핑하며 걷기 2.0 METs

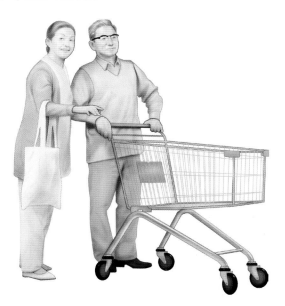

쇼핑몰을 날씨와 교통에 상관없이 걷는다. 쇼핑몰은 안전하며 앉아 쉴 곳이 있고 언제든 이용할 수 있는 화장실이 있다. 자신만의 방식으로 운동강도와 속도를 조금씩 높일 수도 있습니다. 부부나 친구가 함께 한다면 더 아름답다. 다만 쇼핑몰에 진열된 물건에 쇼핑욕구가 생기는 것은 단점이다.

>> 실내 운동 수영 6.0 METs

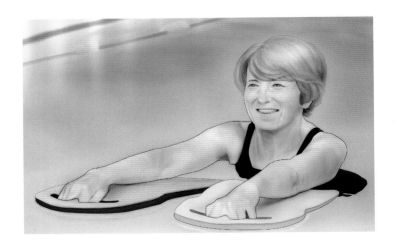

계절과 날씨에 구애 받지 않고 실내에서 정기적인 유산소 운동인 지구력 운동을 시행할 수 있다. 체육관에 등록하여 걷기, 자전거, 노 젓기 등을 해볼 수 있고 춤과 무술을 배우기도 한다. 물론 수영장에서 수영이나 아쿠아로빅을 즐길 수도 있다. 최근에는 볼링을 즐기는 이도 많다.

>> 실외 운동 자전거 4.0 METs

실내가 답답하게 느껴지고 더 적극적인 분이라면 실외 운동에 도전해 볼 수 있다. 대표적으로 자전거 타기가 있다. 승마와 요트를 즐기거나 유산소 운동으로 달리기와 스케이팅 등을 시도해 볼 수도 있다. 부상의 위험을 관리할 수 있는 범위 내에서 혼자 혹은 친구들과 실외 활동을 즐겨보자. 집 밖에서는 정원일이나 눈 치우기 등의 실외 신체활동도 운동으로 여기고 무리하지 않는 선에서 시도해 보자.

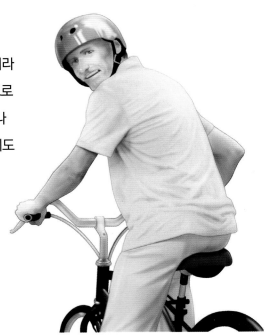

>> 스포츠(구기종목) 즐기기 골프
   3.5 METs

건전한 경쟁심이 솟는 스포츠는 고통 없이 운동을 즐기는 가장 좋은 방법이다. 골프나 테니스, 게이트볼 등 구기 종목을 통해 팀 스포츠를 즐겨보자. 체력과 기능이 허락하는 적극적인 이에게는 탁구나 배드민턴도 좋은 선택이 될 수 있다.

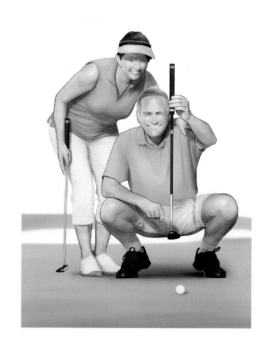

>> 서둘러 걷기 3.5 METs

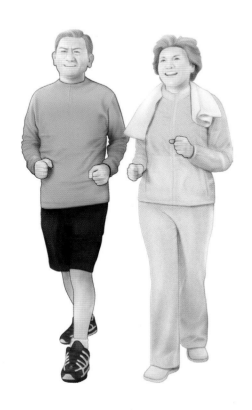

서둘러 걷기만큼 지구력에 좋은 운동은 없다. 지구력이 증가함에 따라 더 건강해지고 하는 일의 능률이 오를 것이다. 걸음은 서서히 조금씩 늘려가야 한다. 만보기를 사용해서 걸음 수를 측정하는 것이 큰 도움이 된다.

- 활동량이 적어 하루에 5000보를 걷기 어려우면 하루 2000보로 시작해서 천천히 걸음 수를 늘려간다.
- 하루 8000보를 걸으면 적절한 목표 운동량에 도달한다.
- 하루 10000보를 달성하면 15000보에 도전한다.

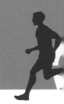
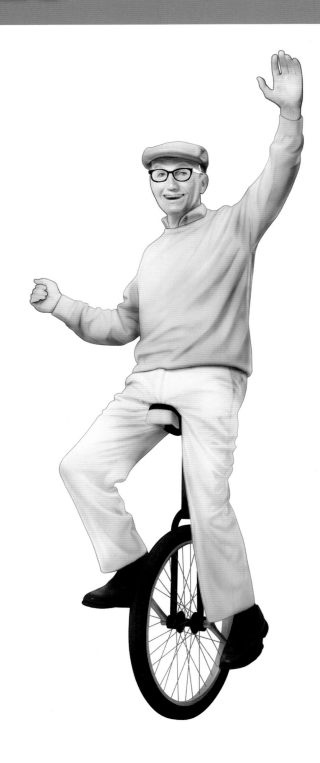

✎ 운동을 시작하기 앞서 유의할 사항

❯ 운동을 위해서는 바퀴가 달리지 않은 단단하고 안정적인 의자가 필요하다. 또, 앉
았을 때 바닥에 발바닥이 닿고 무릎이 직각으로 굽혀지는 높이의 의자가 좋다.
움직임을 제한하므로 의자는 팔걸이가 없는 것이 더 좋다.

❯ 언제든 수분 섭취가 가능하도록 물병을 가까이 두고 편안하고 부드러운 옷을
입자.

❯ 운동의 효과를 보려면 이 운동을 적어도 일주일에 두 번 이상 시행해야 한다.

❯ 운동의 양과 횟수를 늘리는 것을 목표로 하되 천천히 늘려가자. 또한 같은 운동이
라도 여러 사람과 일정한 시간에 시행하는 것이 더욱 효과적이며 지속적이다.

옆으로 걷기

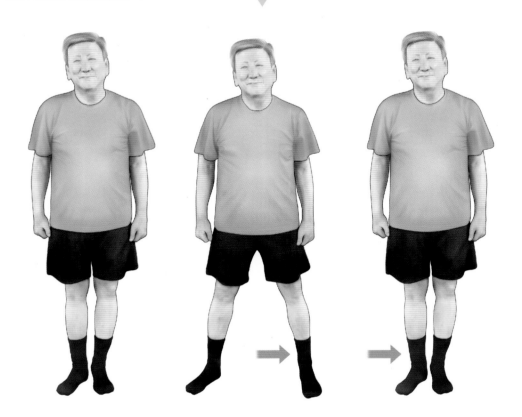

1. 양발을 붙여 서고 무릎을 살짝 구부린다.
2. 한쪽 발을 들어 천천히 옆으로 벌려서 선다.
3. 나머지 발을 들어 다시 양발을 붙여 선다.

옆으로 걸을 때 골반이 기울어지지 않도록 주의하며 양쪽 방향으로 **10걸음씩** 시행한다.

빨래 밟기

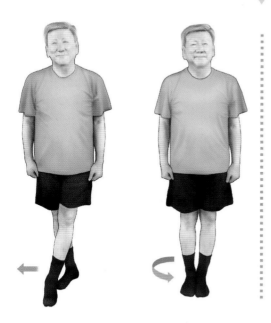 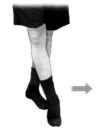 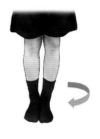

1. 한 발을 반대편 발 너머로 뻗어 시작한다.
2. 뒤쪽에 위치하던 발을 나머지 발 앞쪽에 붙여 선다.
3. 한쪽에 5회씩 양쪽 모두 시행한다.

» 균형에 문제가 있는 경우 벽에 한 손을 뻗어 손가락을 벽에 접촉한 상태로 시행하면 낙상을 막을 수 있다.
» 보폭을 줄여 시행하면 오히려 균형발달에 더 효과적이다.

직선 걷기

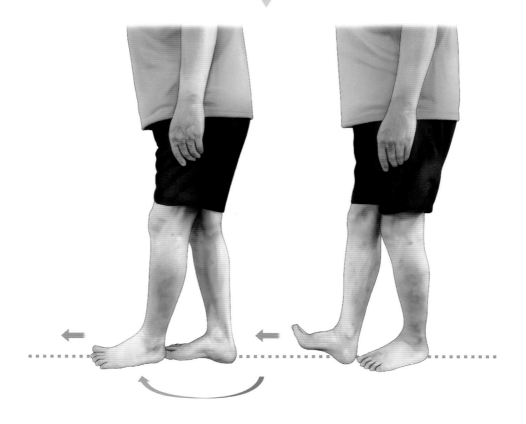

1. 똑바로 선 자세에서 한 발의 뒤꿈치를 다른 발의 발가락 앞에 직선으로 둔다.
2. 반대편 발의 뒤꿈치를 첫 발의 발가락 앞에 두는 동작을 반복한다. 이때 항상 전방을
   주시한다.

균형에 문제가 있는 경우 옆면의 벽을 손가락으로 짚으면서 안정적으로 시행하는 것이
좋다.
적어도 한 번에 **5걸음** 이상 시행하며, 균형이 향상되면 벽에서 손을 떼거나 걸음 수를 서
서히 늘려간다.

한 다리 들고 서기

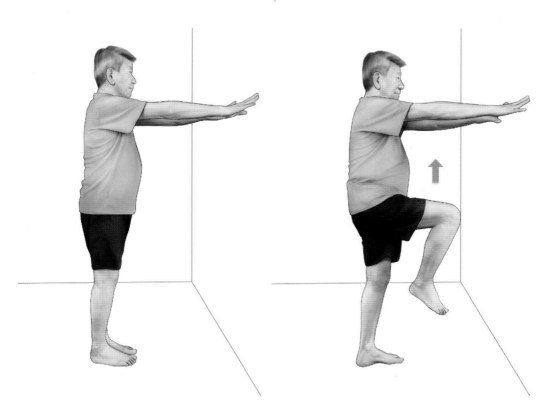

1. 벽을 정면으로 보고 서서 팔을 뻗어 손가락이 벽에 간신히 닿도록 한다.
2. 한쪽 다리를 들어 무릎이 골반 높이까지 올라오도록 한다.

들어올린 다리는 **10초**간 유지한 후 서서히 다리를 내린다.
한쪽 다리에 **3회**씩 시행한다.

직선으로 걸으며 학다리 서기

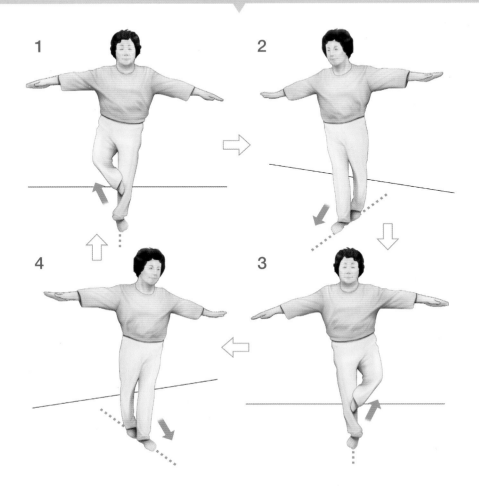

1. 어깨 높이로 양팔을 들어 균형을 잡는다.
2. 한 지점을 정해 응시하며 걸음을 진행한다.
3. 다리를 들어 1초간 학다리를 유지한 후 지지하던 발가락 앞에 들고 있던 발뒤꿈치를 둔다.
4. 한쪽 다리에 10~20회 정도 발을 바꾸어가며 진행한다.

동영상 QR코드

❯❯ 균형에 문제가 있는 경우 한 손을 벽에 지지한 채 직선걷기와 한 다리 들고 서기를 시행하며 낙상의 위험이 있을 경우 이 운동을 금지한다.

계단 오르내리기

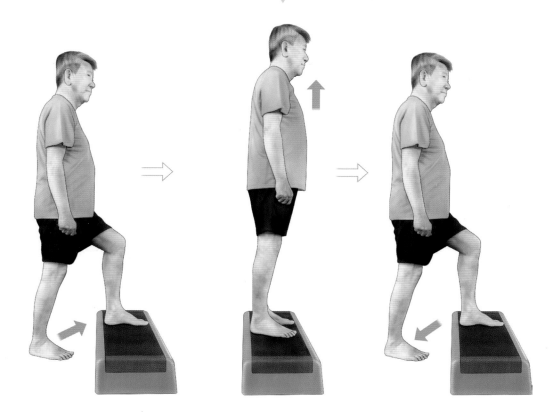

1. 한 발을 계단 위에 올려 놓는다.

2. 반대편 발을 올려 양발을 붙여 선다.

3. 올렸던 발을 뒤로 내려 처음 자세로 돌아간다.

4. 균형을 유지하기 위해서는 계단을 오르내릴 때 아주 천천히 흔들리지 않는 자세로 시 행해야 한다.

5. 양발을 번갈아 각 **5회**씩 시행한다.

❱❱ 계단이나 스텝박스를 이용하되 난간의 레일이나 벽 등이 있어 지지대로 사용할 수 있 는 곳이 안전하다.

한 발로 서기

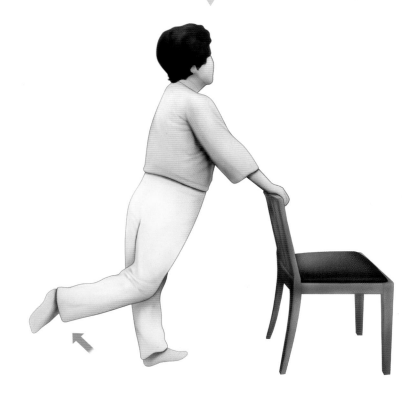

이 운동은 서 있을 수만 있으면 어디서든지 간편히 할 수 있는 균형 운동이다.

1. 단단하고 튼튼한 의자 뒤에서 한 발로 선다.

2. 이 자세를 약 **10초간** 유지하고 **10회** 반복한다.

3. 반대편 다리로도 **10회**를 반복한다.

4. 이렇게 양쪽 다리를 **10회씩 2세트** 반복한다.

균형과 근력이 점점 향상되면 난이도를 증가시킨다.

• 처음에는 두 손으로 의자를 잡고 시행한다.

• 가능하면 한 손으로 의자를 잡고 시행한다.

• 자신이 생기면 한 손가락만으로 지지해본다.

• 이마저 안정적이면 한 손가락만 지지한 상태에서 눈을 감고 시행해 본다.

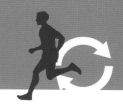

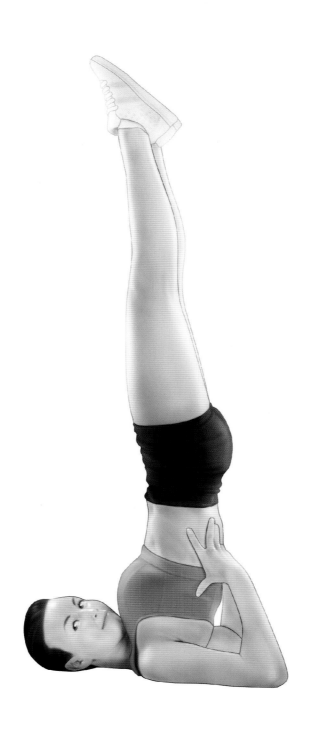

목 돌리기

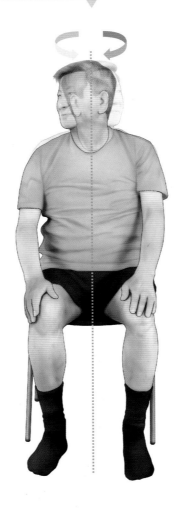

1. 어깨에 힘을 빼고 앉은 후 정면을 바라본다.

2. 한쪽 어깨 끝을 바라보도록 고개를 편안한 범위 내에서 천천히 돌린다.

3. 반대편도 시행한다.

양측을 모두 **3회** 반복한다.

➜ **이 운동은 목의 가동성과 유연성을 향상시킨다.**

고개 당겨 숙이기

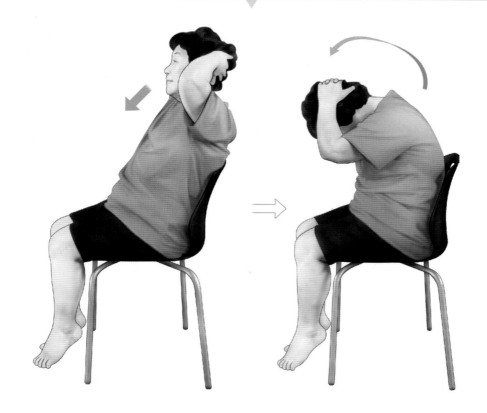

1. 고개 뒤로 손깍지를 한다.

2. 손바닥을 정수리에 올리고 팔의 무게를 이용하여 턱을 숙인다. 이때 뒷목과 어깨에 기분 좋은 이완이 느껴져야 한다.

3. 이 자세를 유지한 상태로 **5번**의 심호흡을 시행하고 처음 자세로 돌아간다.

4. 이 운동을 총 **5회** 반복한다.

> ❯❯ 과도한 이완으로 근손상이 발생하지 않도록 주의한다.

목 늘리기

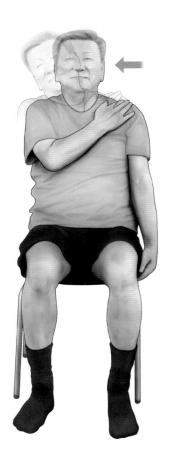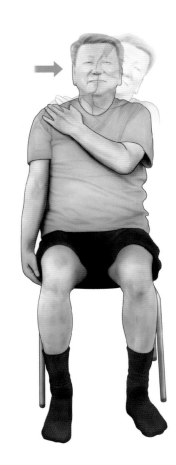

1. 어깨에 힘을 빼고 앉아 정면을 바라본 채로 오른손으로 왼쪽 어깨를 지긋이 눌러준다.
2. 오른손으로 어깨를 누른 채로 고개를 오른쪽으로 천천히 기울여 **5초간** 유지한다. 이를 양측으로 **3회** 반복한다.

→ 이 운동은 굳은 목을 풀어주는 운동이다.

팔 이완운동 삼두근

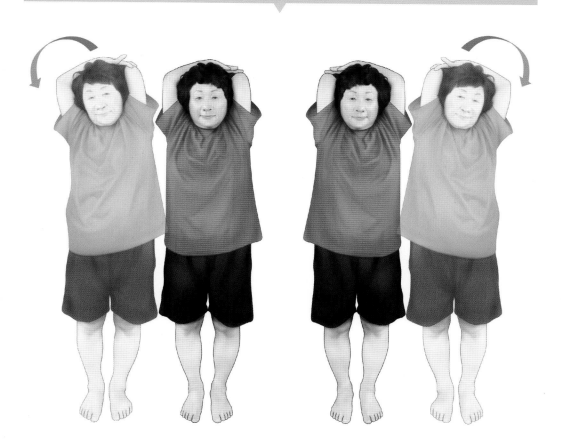

1. 양발을 벌리고 선 채 팔을 머리 위로 들어 한쪽 팔꿈치를 굽혀 등 뒤로 떨어뜨린다. 들숨 후 날숨에 반대편 손으로 떨어뜨린 손 쪽의 팔꿈치를 잡고 **15~20초** 이완을 유지한다.

2. 이를 양측을 번갈아 가면서 **5회** 반복한다.

3. 더 이완하는 효과를 보려면 그림처럼 팔꿈치를 쥔 채 편 측으로 몸을 살짝 더 숙여주면 된다.

장딴지 늘리기

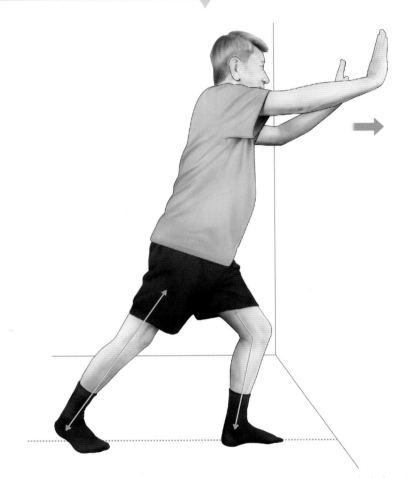

1. 안전을 위해 벽을 짚은 채로 왼쪽 다리는 굽히고 적어도 발 하나 길이만
   큼의 공간을 두고 뒤쪽으로 오른쪽 다리를 위치한다. 특히 뒤쪽의 발은
   뒤꿈치가 뜨지 않고 발바닥이 바닥과 밀착되어야 한다.
2. 뒤에 위치한 다리를 가능한 한 완전히 편 상태로 유지하면 오른쪽 다리
   의 장딴지 근육이 이완됨을 느낄 수 있다. 이완을 **5초이상** 유지하고 양측을 모두 시행
   한다.

→ **유연성이 증가하면 뒷발의 위치를 서서히 뒤로 이동한다.**

동결견 앞뒤로 돌리기(견관절 이완)

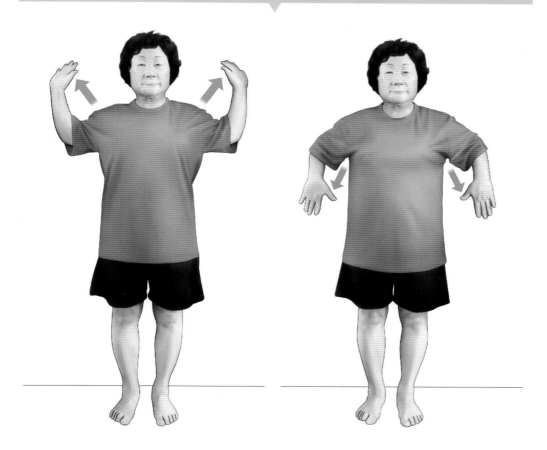

1. 어깨너비로 발을 벌리고 벽에 등을 대고 선 뒤 어깨 높이까지 팔을 들어 올린다.

2. 팔꿈치는 굽히고 손바닥은 정면을 향해 둔다. 손으로 벽이 닿을 때까지 뒤로 돌린다. 어깨에 약간의 저항감이나 약간의 불편감이 느껴지면 멈추고 **10초간** 자세를 유지한다. 이때 심한 통증은 참으면 안 된다. 손을 아래로 내려 다시 **10초간** 유지하고 **5세트** 반복한다.

동영상 QR코드

동결견 늘리기(견갑아래근 이완)

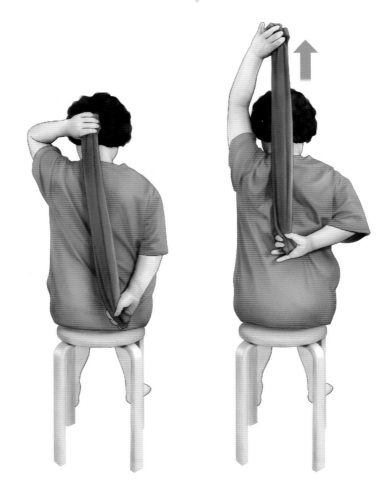

1. 어깨너비로 발을 벌리고 앉거나 선 뒤 한쪽 손으로 타월의 끝을 잡는다.

2. 손을 들어 등 뒤로 타월을 늘어뜨린다. 반대편 손을 뒤로 뻗어 타월을 붙잡는다.

3. 위쪽에 위치한 손으로 타월을 잡아당기며 등 뒤로 위치한 팔을 이완시 킨다. 어깨에 약간의 저항감이나 약간의 불편감이 느껴지면 멈춘다.

4. 양팔을 번갈아 5회 정도 시행하고 총 3~5세트를 시행한다.

동영상 QR코드

상체 이완운동

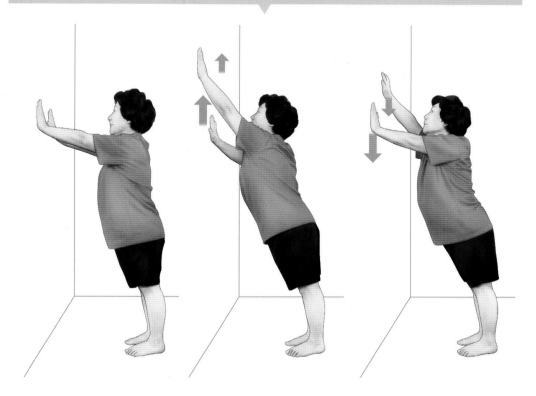

1. 벽에서 한쪽 팔 길이만큼 떨어져 선 채 어깨너비로 발을 벌린다.

동영상 QR코드

2. 어깨 높이까지 팔을 들어 손바닥으로 벽을 지탱한 채 몸을 앞으로 기울인다.

3. 허리는 곧게 편 채 천천히 손을 교차하여 기어가듯이 머리 위로 벽을 짚으며 최대 높이까지 올라간다.

4. 최대 높이에서 **15초간** 팔을 뻗은 채 자세를 유지한다.

5. 손을 교차하여 짚으며 천천히 어깨높이까지 내려온다.

6. 이를 **5회** 정도 반복한다.

◎ 이 운동은 팔과 가슴 그리고 어깨의 유연성과 안정성을 향상시켜 이를 지속하면 높은 선반에서 물건을 꺼내기가 쉬워진다.

견갑골 모으기

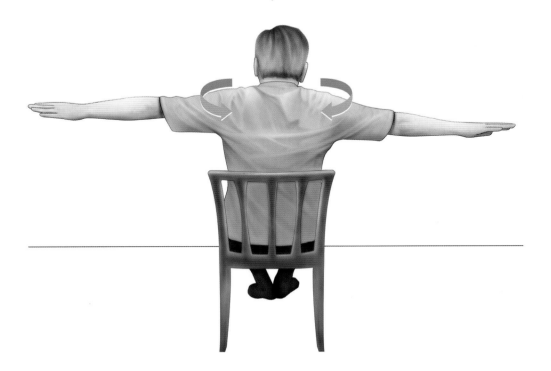

1. 허리에 약간의 공간을 두고 의자에 앉아 등을 세운다.

2. 팔을 양 옆으로 벌린 후 손가락을 모두 편다.

3. 숨을 내쉬며 팔을 뒤로 당겨 견갑이 서로 닿을 듯 모은다.

4. 이 자세를 **10초** 이상 유지한다. 총 **5회**를 반복한다.

동영상 QR코드

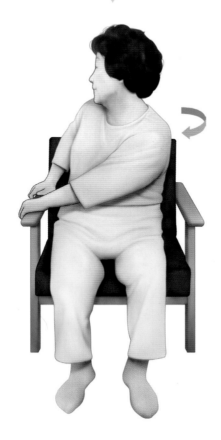

동영상 QR코드

1. 팔 지지대가 있는 의자에 앉아 발바닥이 땅에 닿도록 한 채 어깨너비로 벌린다.

2. 골반은 유지한 채로 허리를 돌려 두 손으로 팔 지지대를 잡는다. 고개를 가능한 만큼 돌려 뒤를 보려고 노력한다.

3. 이 자세를 **10~20초**간 유지한다.

4. 처음 자세로 돌아온다. 이 운동을 양측으로 **5회** 시행한다.

→ 허리수술 병력이 있는 분은 운동 전 의사와 상의한다.

등 이완운동 ❷

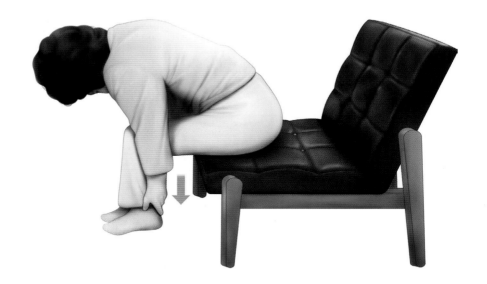

1. 팔 지지대가 없는 단단한 의자에 앉아 발이 바닥에 닿도록 하고 어깨너비로 벌려 똑바로 앉는다.
2. 허리와 목이 일직선이 되도록 유지한 채로 몸통을 앞으로 숙인다.
3. 몸통이 다 기울면 목과 턱을 조금 아래로 당겨 더 이완해준다. 이때 손을 더 내려 뒤꿈치 쪽을 잡는다.
4. 강한 이완이나 불편감을 느끼는 지점에서 멈춘다.
5. 이 자세를 10~20초간 유지한다. 이를 적어도 5회 시행한다.

등 이완운동 ❸

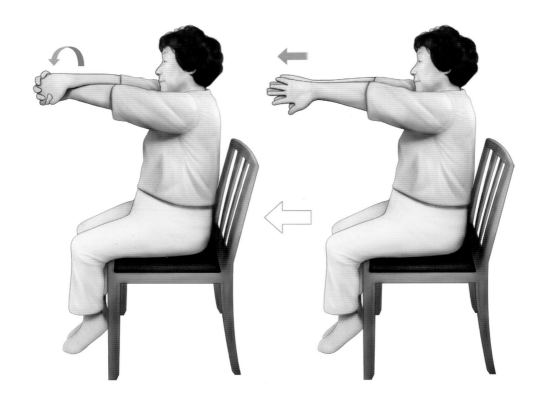

1. 튼튼한 의자에 앉아 손바닥이 바깥쪽을 향하도록 팔을 들어 어깨 높이
   와 평행하게 유지한다.
2. 몸통을 유지한 채로 팔과 손등을 맞대며 어깨의 힘을 빼고 이완한다.
3. 약 **20초간** 유지한 후 팔을 천천히 내린다.
4. 이 운동을 총 **5회** 반복한다.

동영상 QR코드

» 난이도를 증가시켜 손가락으로 깍지를 낀 채로 팔을 한쪽 방향으로 팔을 비튼다. 이
  동작에서 **20초간** 유지하고 제자리로 돌아온다. 손을 반대로 하고 동작을 반복한다.

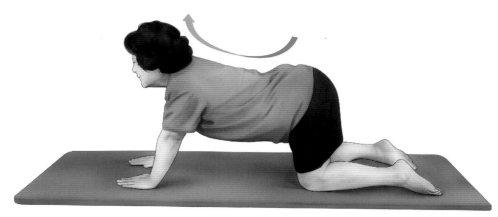

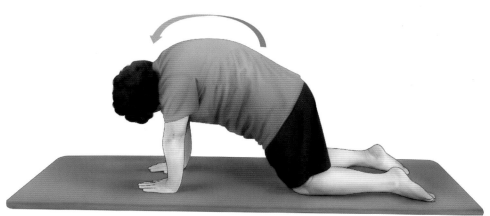

1. 매트를 깔고 바닥에 네발 자세를 한다. 손바닥은 어깨 밑에 무릎은
   엉덩이 밑에 직선으로 두어야 한다.
2. 들숨에 머리와 가슴을 천장을 향해 편 채 숨을 참는다.
3. 날숨에 배를 당기고 고개를 숙여 고양이 자세를 취한다.
4. 이 자세를 5~10회 시행한다.

동영상 QR코드

엉덩이와 허벅지 이완운동

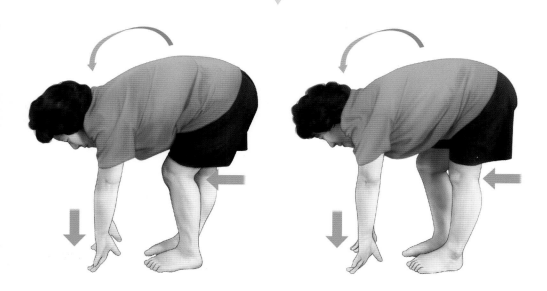

1. 발을 골반 너비로 벌리고 선 채 허리를 숙여 바닥에 손을 짚는다.
2. 한 무릎은 굽히고 나머지 무릎은 편 자세를 **15초**씩 유지하며 번갈아 시행한다. 이때 가능하면 고개는 숙이고 힘을 뺀 상태를 유지한다.
3. 만약 한쪽의 허벅지와 엉덩이에 더 구축이 있으면 **5초** 정도 더 이완을 시행한다.

동영상 QR코드

❯❯ 앞으로 넘어질 듯한 위험이 있거나 심장의 압박이나 호흡이 어려우면 시행하지 않는다.

옆으로 몸통 늘리기

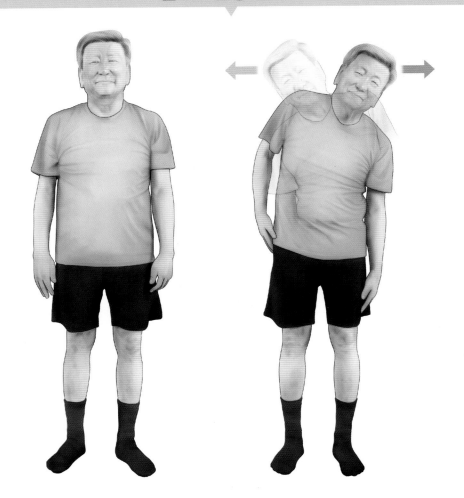

1. 골반 너비만큼 발을 벌려 선다.

2. 한쪽 팔을 몸통을 따라 아래로 쓸어내려 간다.

3. 팔이 아래로 내려가는 동안 반대편 엉덩이 근육이 이완됨을 느낀다.

4. **3**초간 유지한 후 시작자세로 서서히 돌아온다. 양팔을 번갈아 총 **3**회 실시한다.

→ **유연성이 증가하면 팔의 위치를 점차 더 아래로 이동한다.**

척추 이완운동

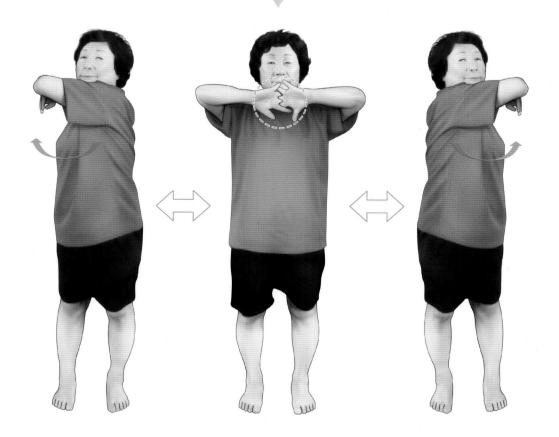

1. 어깨너비로 발을 벌리되 약간 팔자로 선다.

2. 팔을 가슴 높이로 올린 후 손은 깍지를 낀 채 손바닥은 앞을 보고 가슴에서 약 **10cm** 앞에 위치해 둔다.

3. 들숨에 이어 날숨에 팔꿈치를 양쪽 방향으로 충분히 돌려 이완한다. 이때 고개는 앞을 보고 하체는 고정한 채 유지한다. 한쪽으로 돌린 팔꿈치는 충분히 이완된 상태로 5초 유지한 후 들숨에 처음 자세로 돌아온다.

4. 반대편도 동일하게 시행하며 양측 모두 **10회** 반복한다.

앞 허벅지 이완운동 선 자세

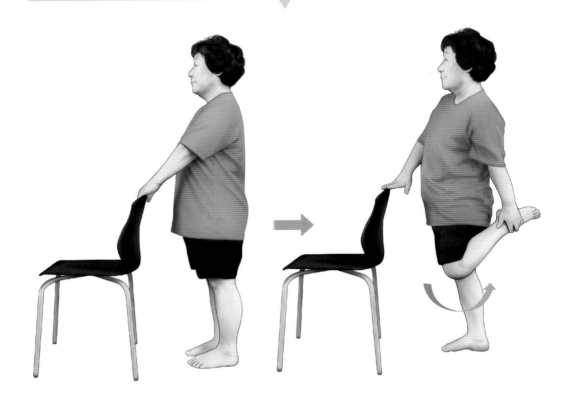

1. 발을 붙여선 자세에서 균형을 위해 오른손으로 벽을 짚거나 의자를 붙 잡는다.
2. 오른쪽 다리로 균형을 잡고 왼발을 엉덩이 쪽으로 굽혀 올린다. 왼손을 뒤로 뻗어 발목을 잡아 앞 허벅지가 이완된 상태로 유지한다.
3. 이때 머리부터 척추까지 모두 일직선이 되도록 유지한다. 또한 가슴을 편 상태로 **5회** 의 심호흡을 시행한 뒤 서서히 처음 선 자세로 돌아온다.
4. 이를 양측으로 모두 **5회** 반복한다.

앞 허벅지 이완운동 누운 자세

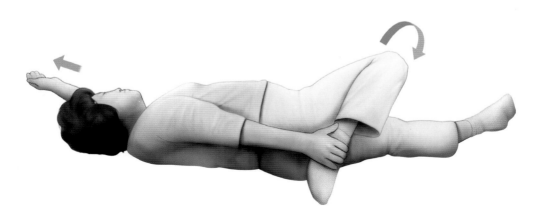

1. 누운 자세에서 다리를 포개고 옆으로 눕는다.

2. 왼팔을 위로 뻗어 균형을 잡으며 오른 무릎을 굽혀 등 뒤로 발이 향하게 한다. 오른손을 뒤로 뻗어 발목을 잡아 앞 허벅지가 이완된 상태로 유지 한다.

3. 이때 머리부터 척추까지 모두 일직선이 되도록 유지한다. 또한 가슴을 편 상태로 5회 의 심호흡을 시행한 뒤 서서히 처음 자세로 돌아온다.

4. 이를 3회 시행 후 반대편을 반복한다.

동영상 QR코드

짝꿍 이완 운동

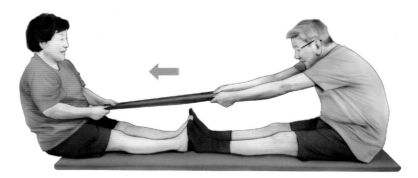

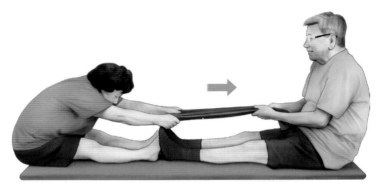

1. 바닥에 친구나 커플끼리 서로의 발바닥을 마주 대고 앉는다.

2. 타월이나 밴드의 끝 부분을 각각 한쪽씩 잡는다. 그림처럼 두 사람의 유
   연성이 다를 수 있으므로 본인의 유연성이 허락하는 범위 내에서 길이
   를 조정하여 고리를 만든다. (너무 짧게 잡으면 힘들 수 있고 너무 길게
   잡으면 후방으로 넘어질 우려가 있다.)

3. 천천히 한 사람이 타월을 잡아당기며 뒤로 기대면 다른 한 사람은 앞으로 숙여준다.

4. 이 자세를 10~20초 유지하고 처음 자세로 돌아온다.

5. 반대로 다른 한 사람이 당기고 한 사람은 숙이는 자세를 반복한다. 마찬가지로 10~20
   초간 유지한다.

6. 이를 3~5회 반복한다.

>> 이 운동은 한번에 전신을 다 이완할 수 있는 아주 좋은 유연성 운동이다. 꼭 시도해 보자.

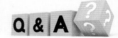

궁금해요!

Q 요가나 필라테스 같은 운동은 이완운동이니 노인이 해도 괜찮지요?

A 요가나 필라테스 운동은 이완뿐만 아니라 중심부 근육을 강화하며 심리적인 회복까지 돕는 훌륭한 운동입니다. 특히 40대까지는 만성적인 허리의 통증을 줄이고 기능을 향상하는 효과가 분명히 있습니다. 하지만 노인의 경우 이 운동들이 효과가 있다는 보고는 아직 없습니다. 하지만 다음 사항들을 주의하시며 시도해 볼 수는 있습니다.

1. 인공관절이나 관절염, 고혈압, 녹내장 및 척추신경관 협착증이나 디스크탈출증 등의 질환이 있거나 균형을 잡는 것에 어려움을 느끼는 분들은 주의를 요합니다. 그럼에도 시행을 원한다면, 전문 강사에게 개인 수업을 받으며 부드러운 요가나 노인 요가를 시도하십시오.

2. 치료 요가의 경우 **800시간** 이상의 치료 연수를 받고 국제강사자격증을 가진 경험이 풍부한 분에게 지도 받으시기 바랍니다.

3. 요가 전에 피해야 할 동작과 부상 예방에 관한 지식을 익혀야 합니다. 동작을 변형하거나 과도한 이완을 피해야 합니다. 운동 중 부상이나 증상 악화를 겪을 경우 '운동'이라는 가장 중요한 치료법을 환우 스스로 불신하여 포기하게 되고, 이는 큰 손실이므로 반드시 정확한 방식으로 운동 치료를 해야 합니다.

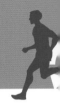

노인 앉은 자세 운동

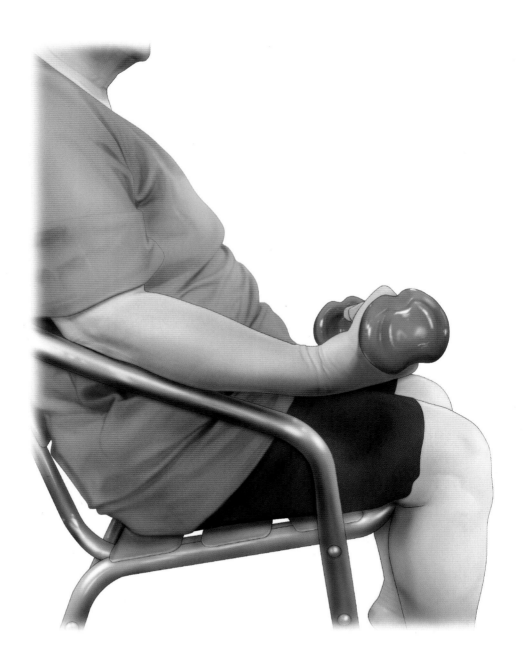

팔 벌려 들기

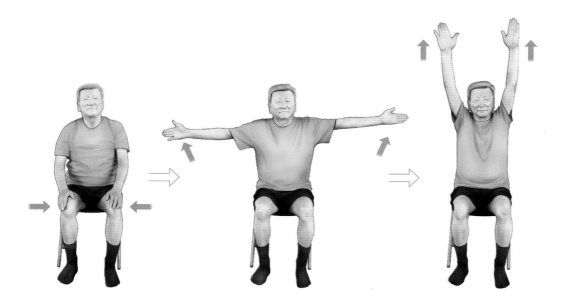

1. 의자에 곧게 앉아 팔을 의자 옆에 둔다.

2. 숨을 내쉬며 손바닥이 앞을 향한 자세로 팔을 천천히 들어 가능한 범위까지 올린다.

3. 정점에 다다른 팔을 숨을 들이쉬며 서서히 내린다.

❯❯ 이 운동은 어깨의 근력과 유연성을 길러준다. 주의할 점은 팔을 올릴 때와 내릴 때의 속도가 거의 같아야 하며 시간은 **10초** 이상으로 천천히 시행해야 한다. 들숨과 날숨도 유의한다.

가슴 펴기

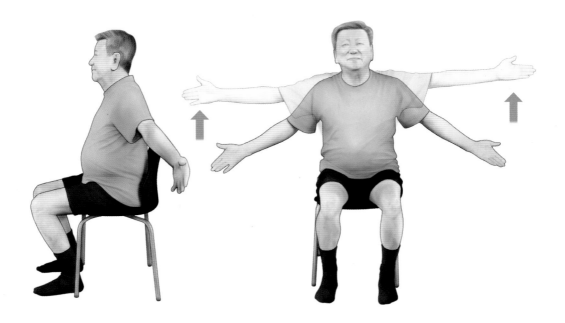

1. 의자에 앉아 허리를 곧게 편다.
2. 어깨를 당겨 팔을 등 뒤쪽 아래로 위치한 후 벌린다.
3. 팔을 살짝 위로 올리며 가슴이 이완되는 것을 느끼며 몸통을 앞으로 밀어준 후 **10초** 간 유지한다.

» 이 운동은 팔을 올리는 자세라기보다는 팔을 뒤로 벌리며 가슴을 이완하는 운동으로 바른 자세 유지에 큰 도움이 된다.

몸통 비틀기

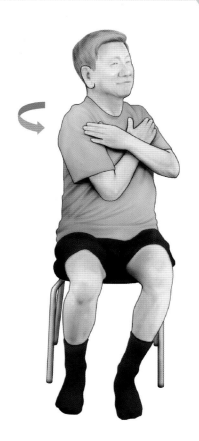
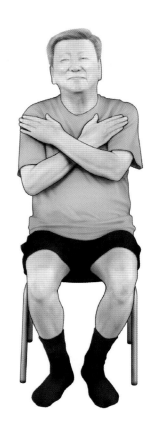

1. 의자에 똑바로 앉아 발을 바닥에 붙인 후, 양손을 반대편 어깨에 둔다.
2. 엉덩이는 움직이지 않도록 유지하며 몸통을 가능한 범위까지 오른쪽으로 비틀어 준다.
3. 5~10초간 자세를 유지하며 반대쪽으로도 시행한다.
4. 양측을 모두 5회 시행한다.

❷ 이 운동은 몸통 유연성의 향상에 도움이 된다.

등 굽혔다 펴기: 앉은 자세

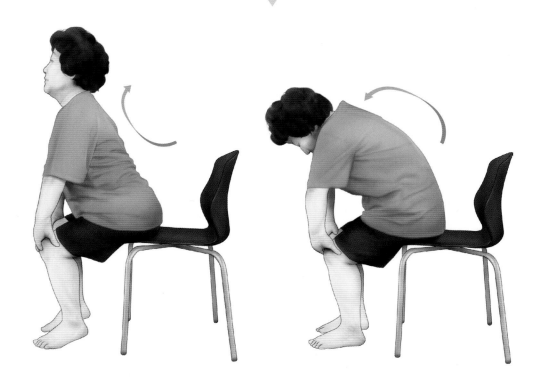

1. 의자 끝에 어깨너비로 발을 벌리고 앉는다.
2. 엄지손가락과 손바닥이 바깥쪽을 향하도록 무릎에 손을 얹는다.
3. 날숨에 팔과 등을 밀며 척추 전체를 세운다. 이때 얼굴은 하늘을 향하도록 하며 엉덩이를 뒤로 미는 듯한 느낌으로 시행한다.
4. 들숨에 어깨를 앞쪽으로 감으며 배를 접는 느낌으로 척추를 숙인다. 턱을 가슴방향으로 내리되 팔로 무릎을 민 느낌을 유지한다.
5. 이 운동을 5회 반복한다.

동영상 QR코드

부드러운 척추 이완운동

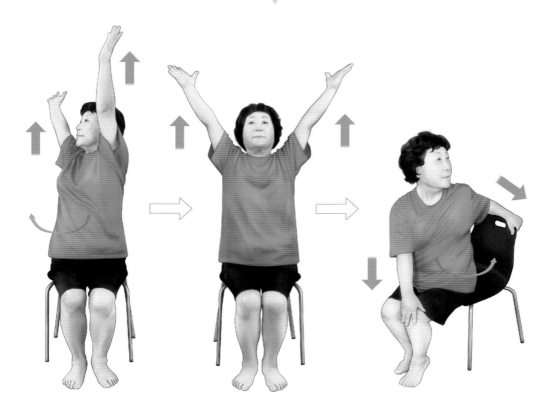

1. 등과 등받이 사이에 약간의 공간을 두고 견고한 의자에 앉은 후 바닥에 발을 고정한다.

2. 날숨에 양팔을 들고 오른쪽 무릎 바깥으로 왼손이 나간다는 느낌이 들 듯 몸통과 고개를 돌려 회전한다. 지나친 회전은 척추부상의 위험이 있으므로 주의한다.

3. 이 자세를 유지한 상태에서 숨을 들이쉬며 회전을 풀어 정면을 바라본다.

4. 다시 날숨에 팔을 내리고 왼쪽으로 돌아 한 손으로 의자를 잡고 이완하기를 양측으로 **10**회 반복한다.

발목 이완

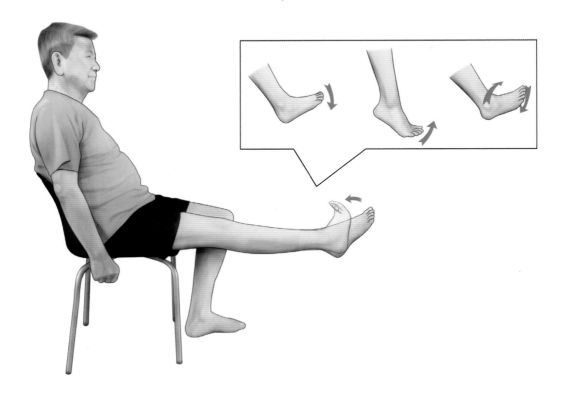

1. 의자에 똑바로 앉아 의자의 옆면을 붙잡는다.

2. 발을 떼어 무릎을 곧게 편다.

3. 다리가 들어 올려지면 발가락으로 앞을 가리킨다.

4. 다시 발가락을 발등 방향으로 당겨주기를 양측으로 **5세트** 반복한다.

❯❯ 이 운동은 발목의 유연성을 증가시켜 주며 다리의 혈전 생성 위험을 감소시킨다.

무릎 들기

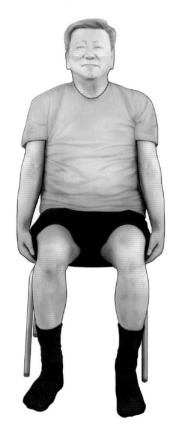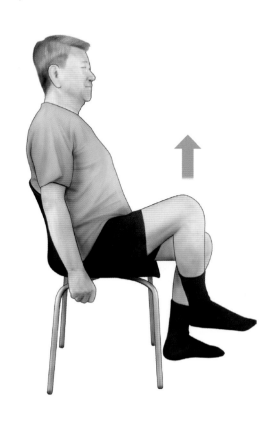

1. 의자에 똑바로 앉아 의자의 옆면을 붙잡는다.

2. 발을 떼어 무릎을 굽힌 채 가능한 범위까지 들어올린다.

3. 다시 무릎을 천천히 내려 놓는다.

◆ 유지하는 동작 없이 양측으로 5세트를 반복한다.

엉덩이 이완운동 앉은 자세

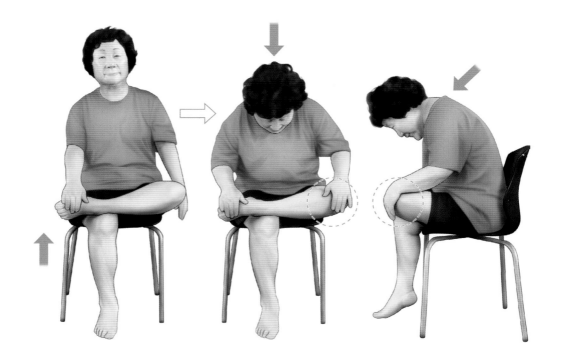

1. 견고한 의자에 앉아 다리를 꼬아 발목을 반대편 무릎 위에 올려 놓는다.

2. 엉덩이의 힘을 빼고 꼰 무릎을 손으로 누른다.

3. 상체를 앞으로 숙여 더 이완을 가한다.

4. 자세를 10~20초간 유지하고 다리를 바꾸어 시행한다.

5. 양측으로 모두 10회 시행한다.

동영상 QR코드

❯❯ 손으로 무릎을 누르기만 해도 이완이 되며 더 큰 이완을 원하는 경우만 앞으로 숙인다.

강화 운동

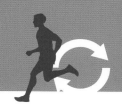

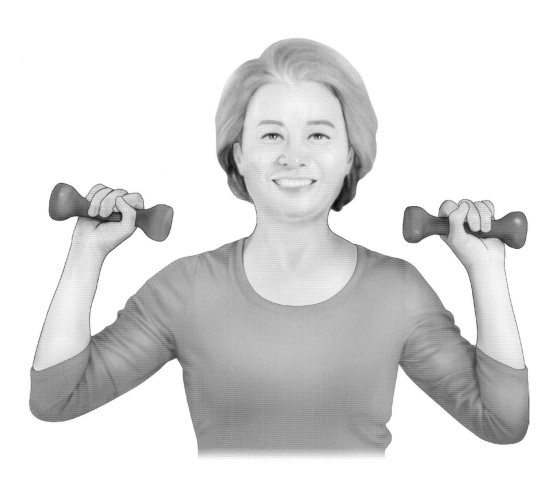

앉았다 일어나기

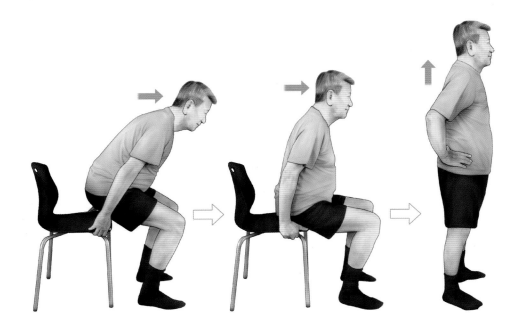

1. 의자 앞 부분에 앉아 발을 골반 너비로 벌린 채로 몸을 약간 앞으로 기울인다.

2. 앞에 무게 중심을 두되 천천히 다리의 힘을 이용해 일어난다. 아래를 보지 않고 정면으로 시선을 유지한다.

3. 단순히 서는 것이 아니라 반드시 곧은 자세로 선다.

4. 천천히 몸을 뒤로 기울여 자리에 다시 앉는다.

❯❯ 이 운동은 천천히 시행할 수록 더 좋으며 총 5회를 시행한다.

동영상 QR코드

안전한 기마자세

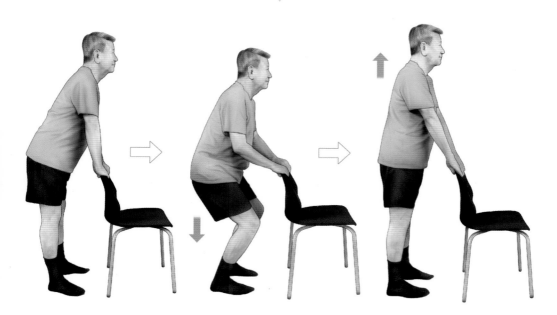

1. 골반 너비로 발을 벌리고 서서 안전을 위해 두 손으로 의자 상단을 붙잡는다.

   동영상 QR코드

2. 가능한 범위까지 무릎을 서서히 구부려 기마자세를 시행한다. 시선은 정면을 유지하고 발이 벌어지지 않도록 유의한다.

3. 항상 허리를 편 채로 자세를 유지한다.

4. 다시 엉덩이 근육에 힘을 주며 선 자세로 돌아오기를 **5회** 반복한다.

뒤꿈치 들기

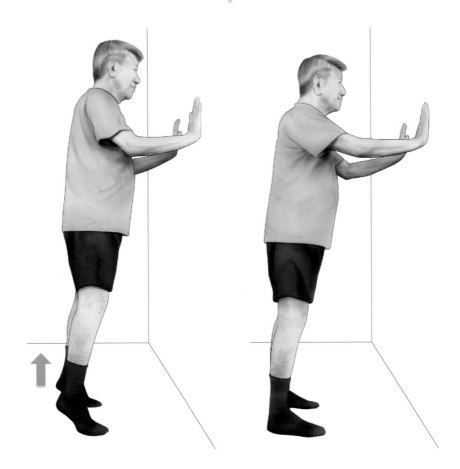

1. 안전을 위해 벽 앞에 서서 두 손으로 벽을 지탱한다.
2. 가능한 범위 내에서 서서히 뒤꿈치를 바닥에서 들어 올린다.
3. 종아리 근육에 힘을 주어 시행하며 총 **5회** 반복한다.

❯❯ 뒤로 넘어지는 것을 방지하기 위해 체중을 살짝 앞으로 둔다. 난이도를 증가시키기 위해 벽이나 의자의 지지 없이 뒤꿈치 들기를 시도할 수 있다.

다리 옆으로 들기

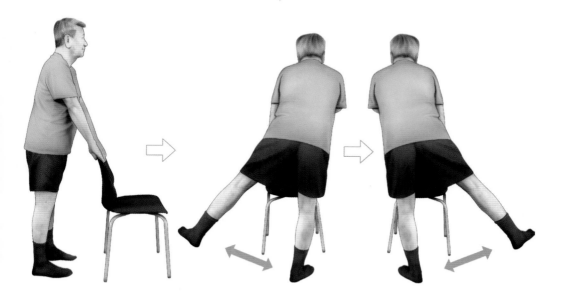

1. 안전을 위해 두 손으로 의자 상단을 잡는다.
2. 몸통이 기울지 않도록 주의하며 등과 허리를 곧게 펴고 한쪽 다리를 가능한 범위까지 서서히 옆으로 든다.
3. 들어올린 다리를 서서히 내려 놓는다.
4. 반대편 다리를 들어 반복하고 양측으로 총 5회 시행한다.

다리 뒤로 들기

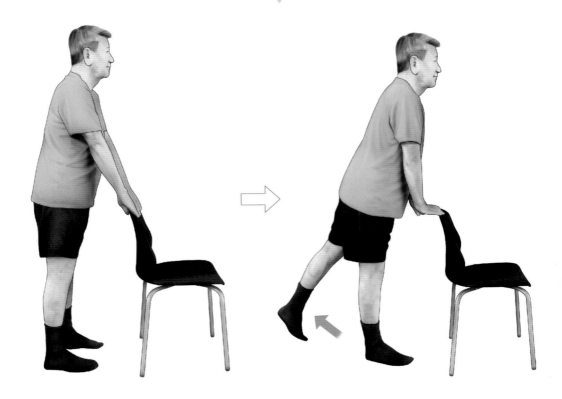

1. 안전을 위해 두 손으로 의자 상단을 잡는다.
2. 허리를 세워 똑바로 선 자세에서 무릎을 펴 다리를 뒤로 들어올린다.
3. 다리를 뒤로 들어올릴 때 뒤허벅지(햄스트링)와 허리 근육의 힘으로 시행하되 몸통을 기울이거나 허리의 힘을 이용하지 않도록 주의한다.
4. 다리를 최대로 든 상태로 **5초간** 자세를 유지하고 서서히 내려온다. 양측을 총 **5회** 시행한다.

이두근 강화하기

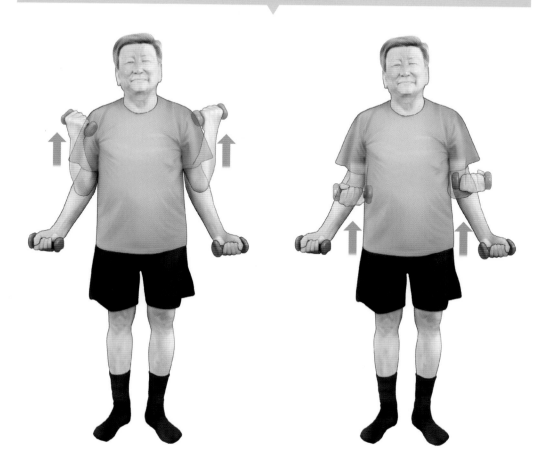

1. 다리를 골반 너비로 벌리고 서서 **2 kg**이하의 양손에 든다(아령이 없으면 **500 mL** 생수 병을 이용한다).

2. 숨을 내쉬며 양팔을 어깨 높이까지 들어올린다. 다시 숨을 들이쉬며 양팔을 내린다.

3. 빠르게 시행해서는 안되며 약 **10초**에 걸쳐 서서히 굽히고 다시 **10초**에 걸쳐 서서히 팔을 내려야 한다.

4. 한번에 **3회**를 시행하는 것이 **1**세트이며 양측 모두 **3**세트씩 시행한다. 균형잡는 것이 염려되는 경우 앉아서도 시행할 수 있다.

벽에서 팔 굽혀 펴기

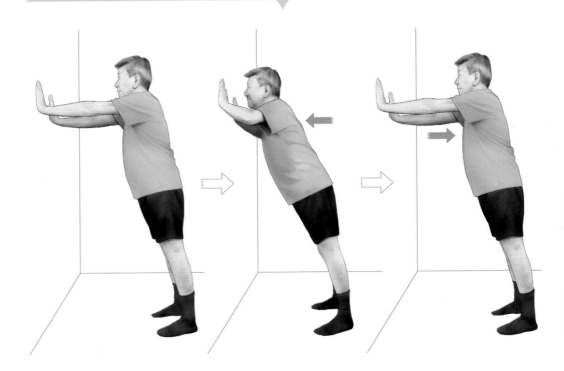

1. 팔 길이만큼의 거리를 두고 벽 앞에 선다. 양 손바닥을 가슴 높이로 벽에 지탱한다. 손가락은 위쪽을 향한다.

2. 등은 곧게 세운 상태로 천천히 팔을 굽힌다. 근력이 허락하는 범위 내에서 벽에 점점 다가간다.

3. 천천히 처음 자세로 돌아오기를 총 **10회** 반복한다.

동영상 QR코드

밴드 이두근 운동

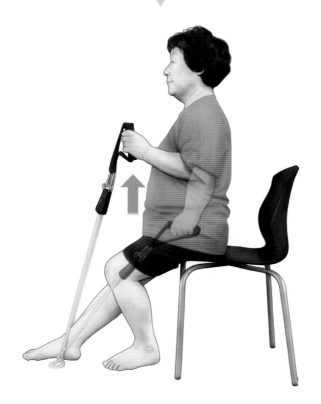

1. 밴드의 중심 부분을 밟은 채 어깨너비로 발을 벌려 앉는다. 손바닥은 안 쪽을 향한 채 숨을 들이쉰다.

2. 숨을 내쉬면서 팔꿈치를 굽혀 밴드를 어깨 높이까지 끌어 당긴다. 이때 손목은 곧게 유지한다.

3. 어깨 높이에서 **1**초간 유지한 후 숨을 들이쉬며 팔을 내린다. 이를 **10**회 반복하고 잠시 휴식한 뒤 **10**회를 더 시행한다.

❷ 밴드 장력이 약하면 왼쪽 그림처럼 발로 밴드를 앞으로 밀면 더 큰 저항을 얻을 수 있 다. 근력향상에 따라 더 질긴 밴드를 사용하여 저항을 늘릴 수도 있다.

의자 삼두근 운동

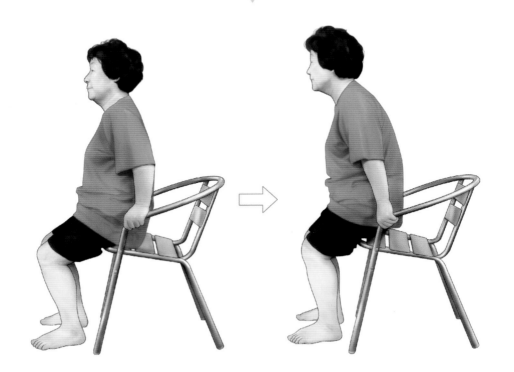

1. 팔 지지대가 있는 의자에 어깨너비로 발을 벌리고 앉아 몸을 약간 앞으로 기울이되 등과 어깨는 똑바로 유지한다.
2. 팔 지지대를 쥐며 숨을 들이마신다. 숨을 내쉬며 팔을 펴면서 의자에서 몸을 일으킨다. 이 자세를 1초간 유지한다. 이때 팔꿈치를 완전히 펴지 않아야 부상을 막을 수 있다.
3. 숨을 들이쉬며 서서히 내려온다. 10회씩 두 번 시행한다.

동영상 QR코드

팔 벌려 들기

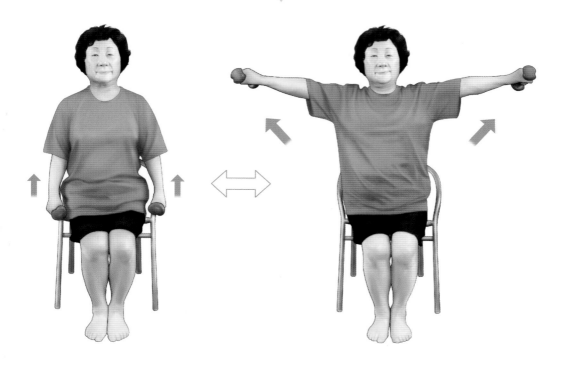

1. 견고한 의자에 앉거나 어깨너비로 발을 벌리고 서서 가벼운(1 Kg 이하의 무게) 아령 혹은 500 mL 생수 병을 양손에 쥔다. 손바닥은 안쪽으로 향하게 두고 숨을 천천히 들이쉰다.

2. 서서히 숨을 내쉬면서 양팔을 어깨 높이까지 천천히 들어올린다. 이 자세를 1초간 유지한다.

3. 숨을 들이쉬며 팔을 내린다. 이때도 팔에 힘을 빼면 안 되며 올라간 속도로 다시 천천히 내려와야 한다.

4. 이 동작을 10회 반복하고 잠시 쉬고 다시 10회 시행한다.

팔 앞으로 들기

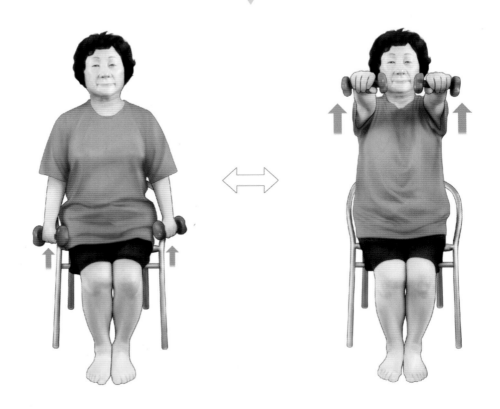

1. 견고한 의자에 앉거나 서서 가벼운 아령 (혹은 **500 mL** 생수 병)을 양손에 쥔다. 손바닥은 뒤로 향한 채 숨을 들이쉰다.

2. 서서히 숨을 내쉬면서 양팔을 어깨 높이까지 앞으로 천천히 들어올린다. 이 자세를 **1초간** 유지한다.

3. 숨을 들이쉬며 팔을 내린다. 이때도 팔에 힘을 빼면 안 되며 올라간 속도로 다시 천천히 내려와야 한다.

4. 이 동작을 **10회** 반복하고 잠시 쉬고 다시 **10회** 시행한다.

❷ 아령을 올리는 시간과 내려오는 시간이 반드시 같아야 한다.

팔 머리 위로 들기

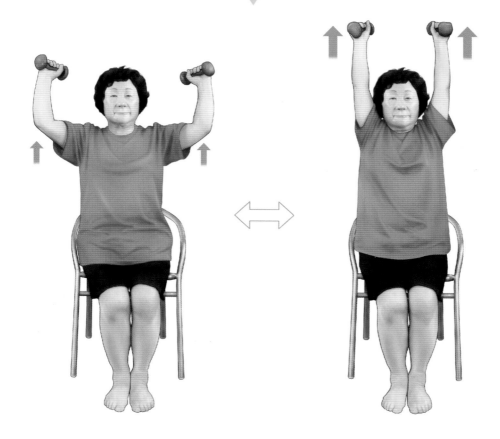

1. 견고한 의자에 앉거나 서서 가벼운 아령을 어깨 높이에 올려 양손에 쥔다. 손바닥은 앞을 향한 채 들숨을 쉰다.
2. 서서히 숨을 내쉬면서 양팔을 머리 위로 서서히 들어올린다. 이때 팔꿈치는 완전히 펴지지 않는 것이 좋다. 이 자세를 1초간 유지한다.
3. 숨을 들이쉬며 팔을 내린다. 이때도 팔에 힘을 빼면 안되며 올라간 속도로 다시 천천히 내려와야 한다.
4. 이 동작을 10회 반복하고 잠시 쉬고 다시 10회 시행한다.

❷ 아령을 올리는 시간과 내려오는 시간이 반드시 같아야 한다.

공 기마자세: 벽에 기댄 자세

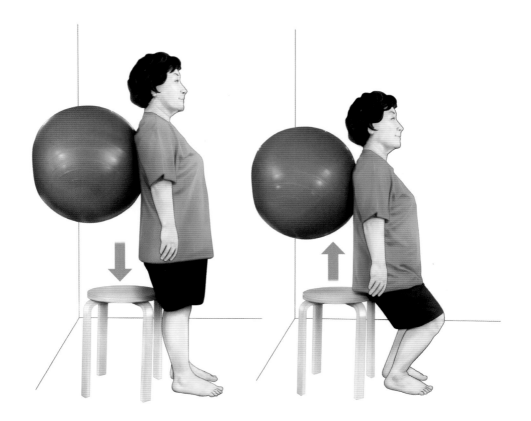

1. 어깨너비로 발을 벌리고 서서 등의 견갑과 허리 사이에 짐볼을 둔다.

2. 짐볼에 살짝 기대며 발을 약간 앞으로 둔다. 이때 여전히 체중을 발에 두고 손은 옆으로 내린다.

3. 들숨에 자세를 낮추어 기마자세를 취한다. 체중은 볼에 두고 허리를 보호한다. 가능하면 무릎이 직각이 되는 위치까지 진행하지만 뒤로 넘어질 우려가 있으면 볼 아래 낮은 의자를 두어 만약의 경우에 대비한다.

4. 가장 낮은 곳에서 숨을 참으며 **2초간** 자세를 유지한다.

5. 숨을 내쉬며 발 뒤꿈치에 힘을 주어 밀며 처음 자세로 돌아온다.

6. 이 자세를 **10~20회** 반복한다.

의자에서 팔 굽혀 펴기

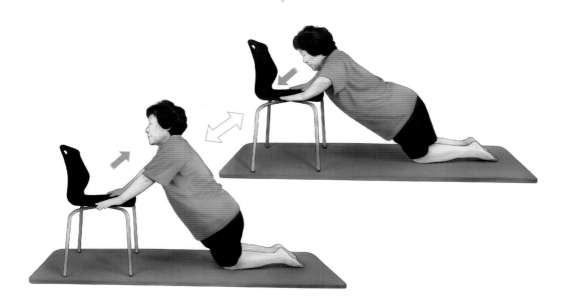

1. 단단한 의자 앞에 무릎을 꿇고 앉는다.
2. 팔을 뻗어 의자를 잡고 앞쪽으로 몸을 충분히 기울인다.
3. 등과 고개를 곧게 세운 상태로 천천히 팔을 굽힌다. 근력이 허락하는 범위 내에서 의자에 점점 다가간다.
4. 천천히 처음 자세로 돌아오기를 총 **10~20회** 반복한다.

동영상 QR코드

[손목 손가락 관절 강화 운동]

손목 굽히기

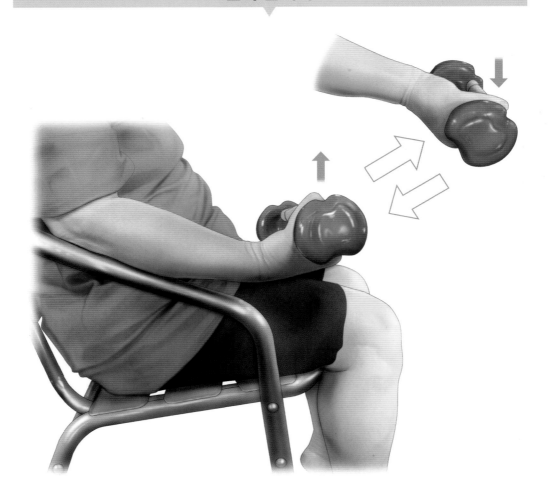

1. 팔 지지대가 있는 의자에 아령을 들고 앉는다. 팔을 지지대에 두고 손목은 지지대 앞에 위치하게 한다. 아령을 쥔 손의 손바닥은 위를 향한다.
2. 5초에 걸쳐 위아래로 천천히 움직인다.
3. 이를 10회 정도 반복하고 잠시 쉰 뒤 10회 시행한다.

❯❯ 반드시 아령을 굽히고 펴는 시간은 같도록 유지한다.

손가락 관절염 운동

>> 손아귀 강화 운동

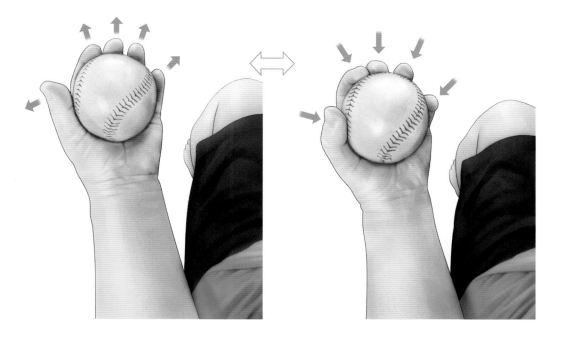

1. 부드러운 공(고무공, 테니스공, 야구공)을 손에 올린다.

2. 서서히 힘을 주어 **5초간** 세게 쥐었다가 놓는다.

3. 이를 **10회** 시행하고 반대편 손에서 다시 **10회** 시행한다.

4. 양측을 다시 **10회**씩 더 시행한다.

❯❯ 이 운동은 물건을 잡거나 물병을 여는 힘을 길러준다.

>> 손가락 끝마디 가동운동

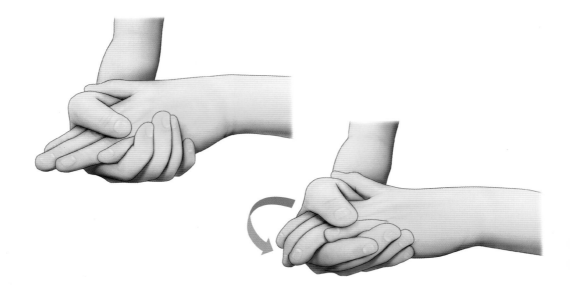

1. 한 손의 손가락 끝마디만이 남도록 다른 한 손으로 손바닥을 감싸 쥔다.

2. 다른 손으로 손가락의 아랫마디를 고정하여 누른 채로 손가락 끝마디를 충분히 굽힌다.

3. 이 자세를 5초간 유지하고 손가락을 편다.

4. 양측을 번갈아 가며 총 3회 시행한다.

>> 손가락 아랫마디 가동 운동

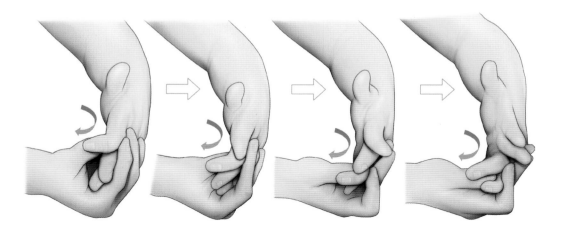

1. 한 손의 손가락 두 번째 중간 마디만을 다른 손의 엄지와 검지, 중지로 손바닥을 꽉 쥔다.
2. 손가락 아래 뼈 중간부위를 충분히 고정하여 누른 채, 손가락 아랫마디를 충분히 굽힌다.
3. 이 자세를 5초간 유지하고 손가락을 편다.
4. 세 번째, 네 번째, 다섯 번째 아랫마디를 반복한다.
5. 양측을 번갈아 가며 총 3회 시행한다.

>> 손가락 포개기 운동

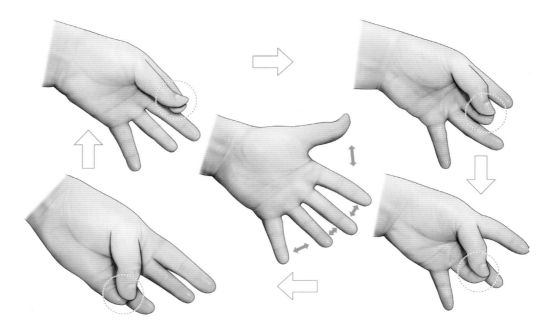

1. 한 손의 첫 번째 손가락과 두 번째 손가락을 포갠다.
2. 포갠 손가락을 약 **3초간** 저항을 준 뒤 다른 손가락(세 번째, 네 번째, 다섯 번째)으로 순서대로 옮겨간다.
3. 포개기를 마치면 손을 쫙 펴서 **5초간** 이완한다.
4. 이 운동을 양측을 번갈아 가며 총 **3회** 시행한다.

>> 손가락 각 마디 운동

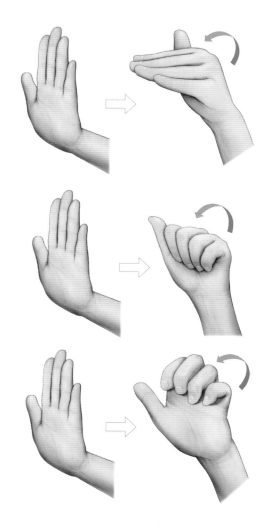

1. 한 손의 엄지를 제외한 모든 손가락을 딱 붙인 채 손가락–손목뿌리 마디를 굽힌다.

2. 손가락에 약 **3초간** 저항을 준 뒤 다시 편다.

3. 다시 손가락을 딱 붙인 채 손가락–손목뿌리 마디와 손가락–아랫 마디를 다같이 굽힌다.

4. 손가락에 약 **3초간** 저항을 준 뒤 다시 편다.

5. 다시 손가락을 포개어 손가락–아랫 마디와 끝 마디를 다 같이 굽힌다.

6. 손가락에 약 **3초간** 저항을 준 뒤 다시 편다.

   세 가지 동작을 양손 번갈아 **5회** 시행한다.

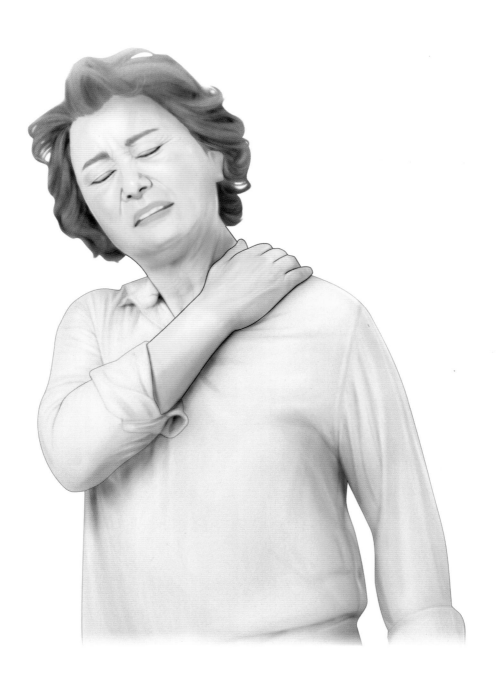

┤ 동결견 ├

동결견은 유착성 피막염이라고 불리며 관절을 싸고 있는 관절주머니가 딱딱하게 들러붙는 병입니다. 40대 후반에서 50대 초반에 많이 발생한다고 하여 오십견으로도 불립니다. 우선 동결견은 자가진단이나 신체검진만으로 진단하는 것은 아닙니다.

어깨가 굳는 정확한 원인을 알기 위해서는 최소한 영상학적 방법인 방사선 사진촬영과 초음파검사 혹은 MRI를 시행해야 합니다. 뼈뿐만 아니라 힘줄, 근육, 인대, 관절낭, 와순, 윤활막 등 모든 연부조직의 상태까지 정확히 검사한 후 다른 이상이 없을 때 동결견 진단을 내립니다.

동결견으로 진단이 확정되면 관절주머니를 늘리고 염증을 제거하는 주사치료를 시행해야 합니다. 하지만 결코 주사만으로 회복되는 질환은 아닙니다. 주사는 오히려 통증을 줄이고 관절을 확장 및 윤활하여 운동을 돕는 방법으로 이해하는 것이 좋습니다. 그래서 이번에는 어깨 재활운동에 대해 자세히 소개하겠습니다. 운동을 익히시되 꼭 주의사항을 염두하며 시행해 주시기를 바랍니다.

동영상 QR코드

▶ p76-81

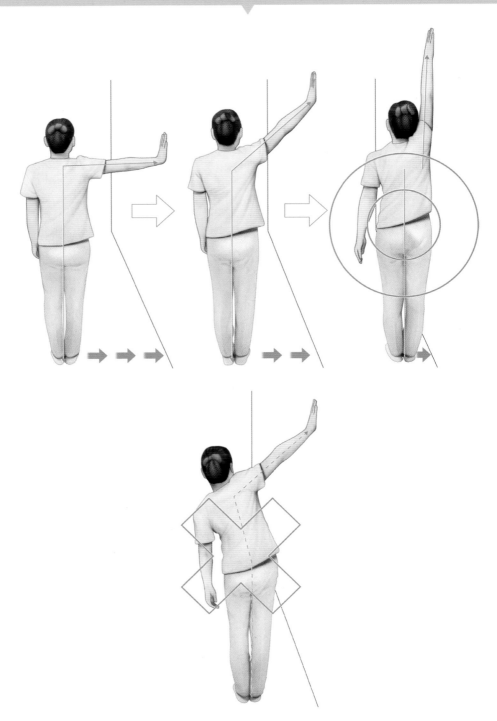

1. 팔을 옆으로 어깨 높이만큼 뻗어 벽을 짚고 자세를 바르게 세워 선 뒤 숨을 들이마신다.

2. 벽을 짚은 채 숨을 내쉬며 조금씩 팔을 위로 올린다. 팔이 조금씩 위로 이동하는 만큼 좁은 옆걸음질로 벽에 다가간다(항상 몸을 지면과 수직으로 유지해야 하며 옆걸음을 통해 몸의 수직을 유지한다).

3. 어깨가 구축되어 팔이 올라가지 않는다고 해서 좌측 아래 그림처럼 몸을 벽의 반대편으로 숙이면 결코 안 된다.

4. 감내할 만한 통증의 범위까지 몸통을 수직으로 유지하며 벽으로 다가간다. 이 자세와 호흡을 5초간 유지한다.

5. 숨을 들이쉬며 다시 옆걸음을 이용하여 제자리로 돌아온다.

6. 한 번에 혹은 하루에 관절각도를 펴내려고 하지 말고 매일 수회씩 시도하며 관절각도를 서서히 늘려간다.

동결견 운동 ❷ 팔 앞으로 들기

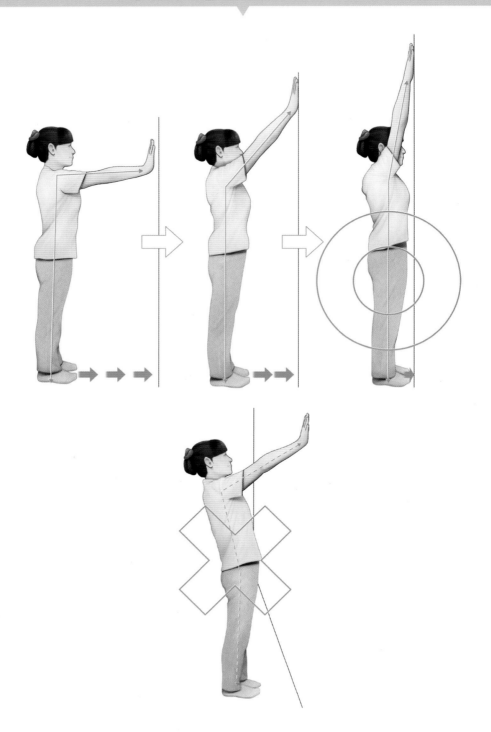

1. 팔을 어깨 높이까지 앞으로 뻗어 벽을 짚고 바르게 선 뒤 숨을 들이마신다.

2. 벽을 짚은 채 숨을 내쉬며 조금씩 팔을 위로 올린다. 팔이 조금씩 위로 이동하는 만큼 좁은 앞걸음질로 벽에 다가간다(항상 몸을 지면과 수직으로 유지해야 하며 앞걸음질을 통해 이를 유지한다).

3. 어깨가 구축되어 팔이 올라가지 않는다고 해서 몸을 뒤로 젖히면 결코 안 된다.

4. 감내할 만한 통증의 범위까지 몸통을 수직으로 유지하며 벽으로 다가간다. 이 자세와 호흡을 5초간 유지한다.

5. 숨을 들이쉬며 다시 뒷걸음질로 제자리에 돌아온다.

6. 한 번에 혹은 하루만에 당장 관절을 펴려 하지 말고 매일 수회씩 시도하며 서서히 관절 각도를 늘려간다.

동결견 운동 ❸ 팔 뒤로 들기

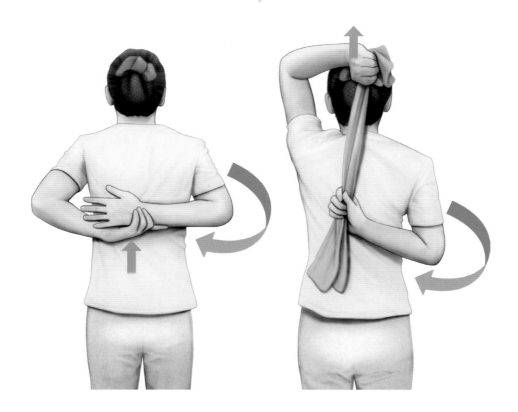

1. 들숨에 관절제한이 있는 팔을 열중쉬어 자세를 취한다.

2. 날숨에 건강한 팔로 제한이 있는 팔을 위로 밀어 올린다.

3. 최대로 이완한 상태에서 3초간 자세와 호흡을 유지한다.

4. 들숨을 쉬며 편안한 자세로 돌아오고 이를 10회 반복한다. 양팔 모두 제한이 있으면 번갈아 시행한다.

❯❯ 양측 팔이 모두 제한되어 좌측 첫 번째 그림의 운동이 힘든 경우 타월이나 밴드를 이용하여 머리에서 위로 당기는 방법의 운동을 이용해도 같은 효과를 볼 수 있다.

동결견 운동 ❹ 팔 뒤로 젖히기

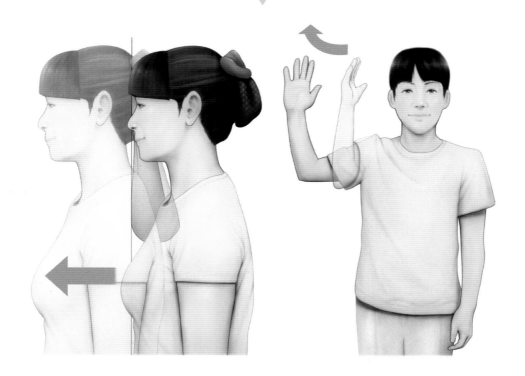

1. 어깨 앞쪽이나 흉근에 제한이 있는 경우, 들숨에 어깨 높이까지 팔을 들어올린다.
2. 팔을 90도로 구부려 벽 또는 문 모서리에 올려놓는다.
3. 날숨에 몸을 수직으로 유지하며 앞걸음을 통해 그림의 점선처럼 몸 전체가 앞으로 나아간다.
4. 유연성이 허용하는 범위까지 앞걸음으로 나아가며 어깨 앞쪽과 흉근에 이완을 가한다. 호흡과 자세를 약 3초간 유지한다.
5. 들숨을 쉬며 처음자세로 돌아온다. 이를 10회 반복한다.

요추 신경관 협착증 및 디스크 탈출증

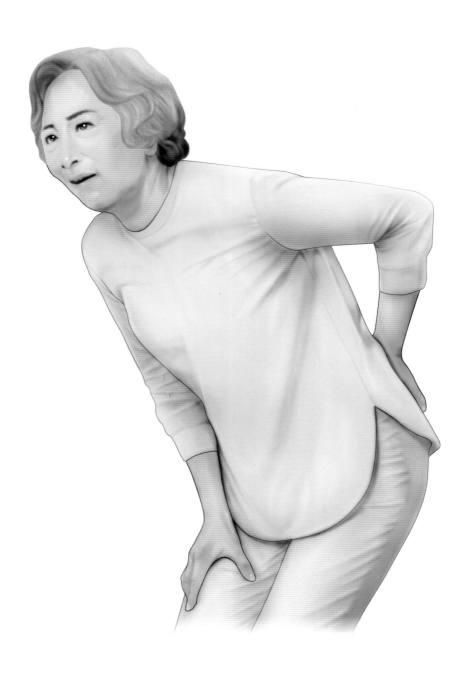

>> 매켄지 운동 ❶

동영상 QR코드

▶ p82-88

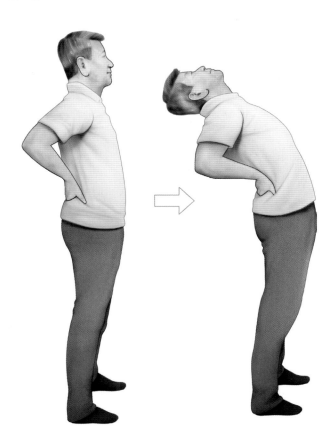

1. 발을 어깨너비로 벌리고 선다.

2. 허리에 손을 얹고 뒤로 서서히 허리를 뒤로 젖힌다.

3. **30~60**초간 같은 자세를 유지하고 돌아온다.

4. 이 운동을 **3~5회** 반복한다.

❯❯ 뒤로 젖히는 동작을 통해 허리나 다리에 저림이 증가할 수도 있다. 이 증상이 **1분** 안에 사라진다면 이 운동을 지속한다. 하지만 만약 이 저림 증상이 지속되거나 악화된다면 시행하지 않는다.

>> 매켄지 운동 ❷

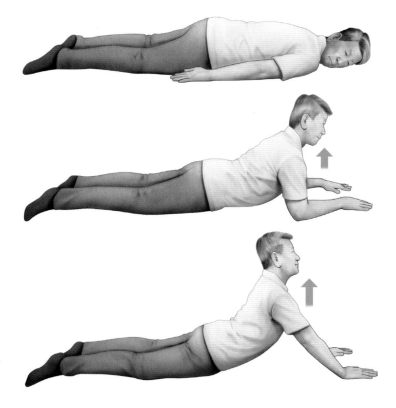

1. 배를 바닥에 붙이고 엎드려 눕는다.

2. 아래팔을 바닥에 붙인 채 등과 고개를 곧게 편 상태로 상체를 편다.

3. **30~60초간** 같은 자세를 유지하고 엎드린 자세로 돌아와 **30초간** 휴식한다.

4. (가능한 분만 시행한다.) 이번에는 손바닥만 바닥에 붙인 채 등과 고개를 곧게 편 상태로 상체를 편다. 이때 팔꿈치를 쭉 펴서 상체를 이전보다 더 높이 들어올린다.

5. **30~60초간** 같은 자세를 유지하고 다시 엎드린 자세로 돌아와 **30초간** 휴식한다.

6. 이 운동을 총 **3~5회** 반복한다.

❯❯ 서서 시행하는 매켄지 운동 ①을 시행하기 어렵거나 서서 중심을 잡기 힘든 이는 엎드린 자세인 멕켄지 운동 ②를 시행한다. 매켄지 운동 ②마저도 어려운 이들은 엎드려 있는 자세만으로도 척추협착증 치료에 도움이 된다. 만약 이 운동으로 증상이 악화된다면 역시 시행을 중단해야 한다.

>> 매켄지 재활운동 ❸

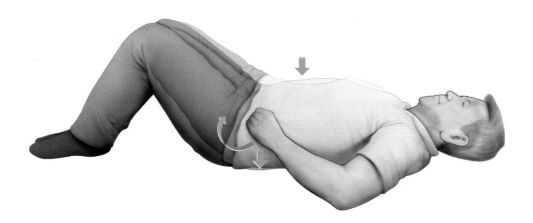

1. 바닥에 등과 발바닥을 대고 누운 상태에서 무릎을 굽힌다.
2. 골반을 그림의 화살표처럼 접는다는 느낌으로 말아 올린다. 이때 고관절과 배의 근육만을 이용하여 골반을 들어올려야 하며 허벅지와 무릎, 등 근육에는 힘을 주지 않는다.
3. 저항감이 느껴지는 범위에서 **10초간** 유지한다. 이때 허리와 바닥 사이에 전혀 공간이 없어야 한다.
4. 골반을 서서히 내려 처음 자세로 돌아온다. 이 동작을 **10회** 반복한다.

❯❯ 다리의 힘을 이용해 엉덩이를 들어올리면 안 되며 골반을 접을 때 숨을 내쉬고 처음 자세로 돌아갈 때 숨을 들이쉰다.

❯❯ 이는 굴곡 운동이며 윌리엄 운동으로 불리우지만 포괄적 매켄지 운동에 속한다. 특히 급성 디스크가 있는 이들 중 이 운동으로 증상이 악화된다면 역시 시행을 중단해야 한다.

>> 매켄지 재활운동 ❹

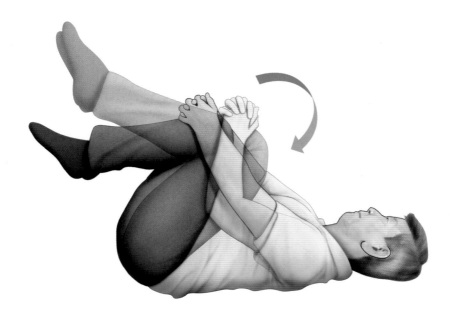

1. 바닥에 등을 대고 누운 상태에서 무릎을 굽힌다.
2. 굽힌 무릎이 가슴까지 닿도록 끌어당긴다. 이때 손으로 깍지를 껴서 최대한 가슴 쪽으로 무릎을 당긴다.
3. 이 자세를 2~3초간 유지한 후 천천히 다리를 풀어 다시 바로 누운 자세로 돌아간다.
4. 이 동작을 10회 반복한다.

❯❯ 이 또한 굴곡 운동인 윌리엄 운동이며 포괄적 매켄지 운동에 속한다. 특히 급성 디스크가 있는 이들 중에 이 운동으로 증상이 악화된다면 역시 시행을 중단해야 한다.

>> 매켄지 재활운동 ❺

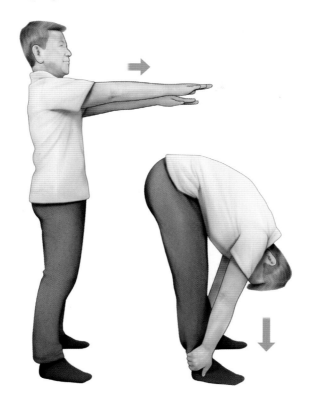

1. 발을 어깨너비로 벌리고 서서 손바닥을 아래로 향한 채 어깨 높이까지 팔을 앞으로 편다.

2. 팔을 편 자세로 천천히 허리를 숙여 바닥으로 향한다.

3. 저항감을 이기고 최대로 굴곡한 상태에서 **3초** 정도 유지하다가 서서히 바로 선 자세로 돌아온다.

4. 굴곡 자세가 힘들다면 바지나 발목을 잡는 방법도 있다.

5. 이 동작을 **10회** 반복한다.

❷ 이 운동은 어느 장소에서나 시행 가능하다. 걷거나 운동을 하던 중 증상이 발생하면 이 운동을 통해 증상을 개선할 수 있는 유용한 동작이다. 이 또한 굴곡 운동인 윌리엄 운동인 동시에 포괄적 매켄지 운동에 속한다. 특히 급성 디스크가 있는 이들 중 이 운동으로 증상이 악화된다면 역시 시행을 중단해야 한다.

>> 매켄지 재활운동 ❻

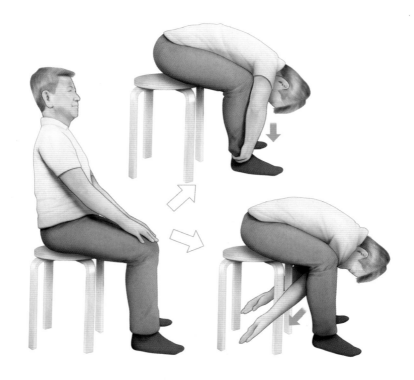

1. 견고한 의자에 앉아 발을 어깨너비로 벌린다.
2. 두 발은 바닥에 고정한 채 천천히 허리를 숙여 바닥 쪽으로 손을 뻗어 가능한 범위까지 내려간다.
3. 저항감을 이기고 최대로 굴곡한 상태에서 **3초** 정도 유지하다가 서서히 처음 자세로 돌아온다.
4. 굴곡 자세에서 더 큰 압력을 주기 위해서는 발목을 손으로 강하게 쥐거나 고정된 발목을 향해 상체를 더 당기면 된다.
5. 이 동작을 **10회** 반복한다.

❯❯ 이 운동은 신경학적 파행 즉, 걸음을 걷다가 다리에 힘이 빠져 앉아서 쉬어야 하는 경우 허리를 앉은 자세에서 앞으로 숙여 증상을 개선할 수 있는 유용한 동작이다. 이 또한 굴곡 운동인 윌리엄 운동인 동시에 포괄적 매켄지 운동에 속한다. 특히 이는 요천부 신경관 협착증 환자에게 유용한 운동이다.

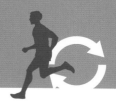
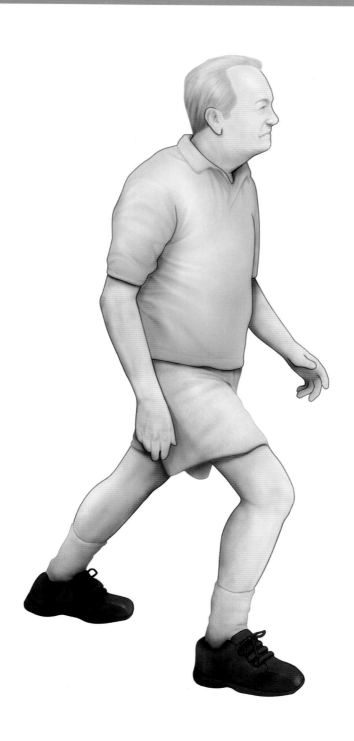

파킨슨병은 진행성인 신경퇴행 질환이다. 특히 진전(떨림), 느린 움직임, 강직, 근육 경련 등의 운동신경 이상증상을 주로 유발한다. 다행히 도파민 계열의 여러 가지 약들이 동원되어 병의 경과를 상당히 늦출 수 있게 되었지만, 어떠한 약물로도 효과가 없는 비정형 파킨슨병이 존재하기 때문에 이는 여전히 의사들에게 다루기 힘든 질환으로 꼽힌다.

파킨슨병은 움직임을 담당하는 뇌 구조를 망가뜨리는 정도로 멈추지 않고 감정과 행동, 인지 장애까지 유발하기 때문에 반드시 지속적인 관리와 치료가 필요하다. 실제로 파킨슨병은 약물을 복용하는 것 이상으로 지속적이고 규칙적인 재활운동이 중요하다고 모든 의사들이 입을 모은다. 병의 경과를 현저히 늦추며 낙상을 예방하는 효과가 있음은 충분히 밝혀져 있다.

환우는 재활운동을 시작하기 전, 의료진과 상의하여 병의 경과와 개인적 수준에 맞는 맞춤운동을 선정해야 한다. 균형감각 저하와 순발력 감소로 인한 낙상과 부상의 위험이 항상 존재하므로 증상이 심할수록 일대일로 치료사와 운동을 시행하는 것이 필수적이다. 증상이 경하고 활동이 가능한 군은 규칙적인 그룹운동 프로그램에 참여할 수 있다.

파킨슨병 증상

파킨슨병을 앓으면 대부분 아래 3가지 주요 증상이 나타난다.

1. 느린 움직임
2. 떨림
3. 강직

그 밖에도 움직임에 여러 어려움을 가진다.

- 걸을 때 방향 전환의 어려움
- 발을 질질 끄는 종종걸음

- 잦은 뒷걸음질
- 동작이 순간적으로 얼어붙음
- 글씨가 작게 써짐
- 발음과 삼킴의 어려움
- 균형 잡기의 어려움

위 증상은 개인과 병의 경과에 따라 다르게 나타날 수 있다.
움직임의 어려움 이외에도 아래의 증상을 보이는 경우도 있다.

- 대소변의 어려움(변비를 앓거나 대소변을 참기 어려움)
- 인지장애(집중력 장애, 기억력 소실)
- 정서 변화(근심과 우울)
- 기립성 저혈압(갑자기 일어날 때 느끼는 혈압저하로 인한 가벼운 어지러움)
- 감각 변화(통증, 구축, 저림, 화끈거림)
- 수면장애
- 시공간 감각 저하

파킨슨 환우에게 왜 운동이 필요한가?

운동은 보행과 균형, 유연성과 자세, 지구력, 기억력과 판단력, 집중력, 수면의 질을 향상하여 파킨슨 환우들이 앓는 대표 증상인 '낙상' 및 '동작이 얼어붙는 증상'을 줄여주고 근심과 우울을 현저하게 완화한다. 이는 궁극적으로 뇌의 이상을 대체하는 보상기전을 개발하는 데 큰 도움이 된다. 파킨슨 환우가 운동을 하지 않는 것은 가장 훌륭한 효과를 보이는 약물을 복용하지 않는 것과 다름없는 것이다.

심한 증상의 파킨슨 부상 예방 가이드

보통 사람들은 걷고 계단을 오르내리고 방향을 전환하는 데 큰 어려움을 겪지 않습니다. 걸어가면서 스마트폰을 들여다보는 등의 두 가지 이상의 움직임도 곧잘 해냅니다. 하지만 파킨슨 환우는 첫 동작이 특히 어려우며, 그 이후의 동작이 점차 작아지고 느려지기 때문에 단순한 움직임도 힘들 뿐더러 2가지 이상의 일을 동시에 해내는 것은 더더욱 어렵습니다. 간단히 돌아서는 동작이나 몇 걸음 뒤로 걷는 것조차 힘겹고 민첩성이 떨어져 낙상을 하거나 부상을 입는 경우가 많아진답니다. 따라서 초기 파킨슨병을 앓는 환우의 재활운동에는 동작을 과장되게 크게 키우는 것과 두 가지 이상의 동작을 동시에 수행하는 운동이 주가 됩니다. 증상이 심한 경우에는 낙상을 예방하는 자세나 동작을 다시 배우고 익혀야 합니다.

파킨슨 보행의 특징

- 보폭과 발 사이의 너비가 좁아진다.
- 걸음이 느려지고 팔을 흔드는 동작이 줄어든다.
- 몸통이 움직이는 범위가 줄어든다.
- 뒤꿈치가 닿지 않는 종종 걸음으로 걸림과 낙상이 잦아진다.

넓은 공간에서의 방향 전환: U턴 회전

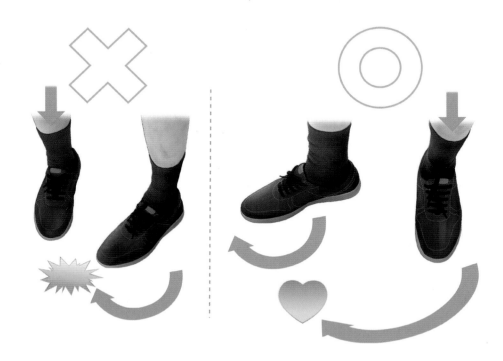

- 멈춘 상태에서 회전을 할 때 상체를 먼저 움직이면 안 되며 발을 먼저 움직여야 한다. 오른쪽 그림처럼 우측으로 회전하려면 먼저 좌측 발에 무게중심을 두고 우측 발을 내디딘 후 좌측 발을 옮겨야만 한다.

동영상 QR코드

- 만약 왼쪽 그림처럼 우측 발을 고정하고 좌측 발을 돌리면 낙상의 위험이 크다.

- 회전에 신경 쓰기보다는 발을 바닥에서 잘 떼고 있는지 집중하고 상체의 균형을 잃지 않도록 주의한다.

좁은 공간에서의 방향 전환: 시계방향 회전

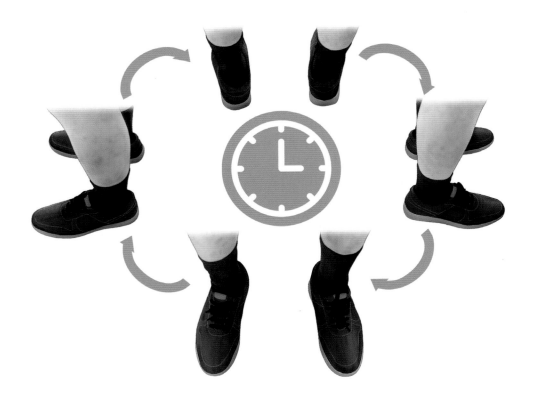

동영상 QR코드

엘리베이터나 화장실 등의 좁은 공간에서 회전을 해야만 할 때는 **U**턴 방식의 회전이 불가능할 수 있다. 이럴 때에는 위 그림처럼 종종걸음을 이용한 시계방향 혹은 반시계방향의 회전을 해야 한다. 한 번에 360도를 회전하려고 하면 안 되며 **90**도씩 나누어 이동하되 중간에 각 **3**시, **6**시, **9**시, **12**시 방향에서 **2**번의 느린 보폭으로 속도를 늦춰주어야 한다. 그렇지 않으면 회전 중인 가속도를 감당하지 못하고 낙상할 수 있다.

심한 증상의 파킨슨 보행 주의사항

1. 보행을 할 때에는 "뒤꿈치가 먼저 닿도록 큰 걸음을 해야 한다."라고 머릿속으로 생각할 뿐 아니라 실제로 말하는 습관을 갖는다. 이처럼, 실제 '말하는 습관'을 통해 기존의 보행과 운동을 대체하는 새로운 신경제어 통로를 개발할 수 있다고 밝혀져 있다.

2. 보행 속도보다는 보폭의 크기에 관심을 갖는다.

3. 물건을 들고 보행하지 않도록 한다. 파킨슨 환우는 한 번에 두 가지 임무를 해내는 것이 어렵다.

4. 의도와는 다르게 종종걸음으로 걸어지거나 동작이 점점 얼어붙으면 동작을 완전히 멈추려고 노력한다. 심호흡을 하고 자세를 바로잡은 뒤 다시 첫걸음을 크고 힘차게 내디뎌본다.

5. 늘 허리와 가슴을 펴고 정면을 보려고 노력한다. 결코 발을 쳐다보며 불안하게 걸어서는 안 된다.

6. 만약 손을 뻗어 물건이나 문을 잡기 어렵다면 의사와의 진료를 통해 걸음을 보조하는 보조기나 지팡이를 사용할 것을 권한다.

>> 한 다리 들고 서기

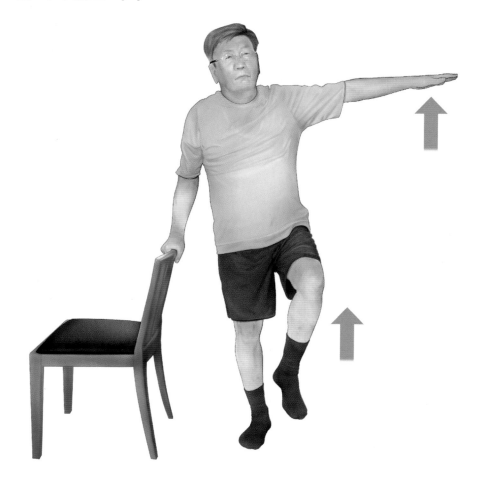

1. 견고한 의자를 옆에 두고 한쪽 손으로 붙잡은 채 **5초간** 반대쪽 팔과 다리를 들고 유지한다. 총 **10회** 반복한다.
2. 반대편도 **10회** 시행하고 다시 양측을 번갈아 반복한다.

동영상 QR코드

❯❯ 낙상의 위험을 대비해 침대나 소파 앞에서 시행하는 것이 좋다.

파킨슨 후방낙상 부상예방

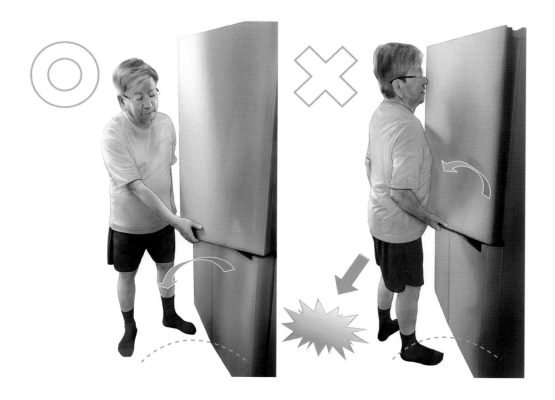

- 방문이나 냉장고, 서랍, 가구 등을 열 때에는 문 바로 앞에 서면 위험하다. 문 옆에 비켜서서 발 사이를 넓게 벌리고 열거나 한 손으로 다른 물체나 안전바를 붙잡아야만 특히 뒤로 넘어지는 낙상을 막는다.
- 뒷걸음질은 결코 해서는 안 되며 대신 옆으로 서서히 걷고 안전한 방향 전환을 시도한 후 앞으로 걸어야만 한다.
- 팔이 닿지 않는 범위의 물건에 손을 뻗을 때는 앞보다는 옆으로 발을 벌리고 서서 천천히 다가가야 한다.

>> 의자에 앉기

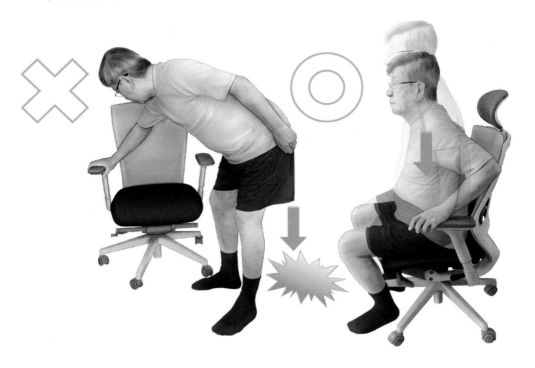

1. 의자에 앉을 때는 먼저 손을 뻗은 후 돌아서는 방식으로 앉아서는 안 된다. 이러한 경우 의자의 손잡이나 옆으로 앉아 바닥으로 낙상할 우려가 크기 때문이다.

2. 그래서 의자에 앉을 때는 의자 앞에 완전히 돌아선다. 그런 다음 등 뒤로 손으로 뻗어 팔 지지대를 확인하고 붙잡은 후에 서서히 몸을 내려앉도록 해야 한다.

>> 의자에서 서기

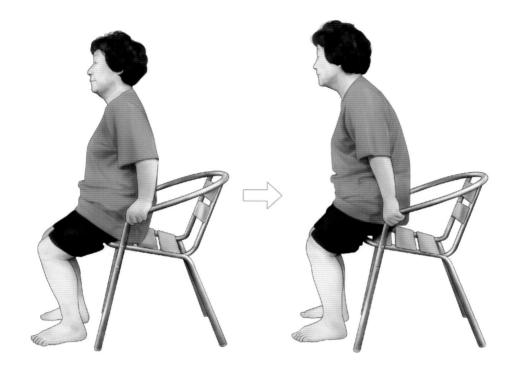

1. 일반 노인과는 달리 파킨슨 환우는 의자 밖으로 몸을 밀어내려고 해서는 안 된다.
   서는 것에 실패할 경우 반동으로 인해 뒤로 낙상할 우려가 있기 때문이다.
2. 우선 의자의 앞부분으로 엉덩이를 서서히 이동한다.
3. 발을 충분히 벌려 지면에 부착한 후 발이 의자 아래로 오도록 무릎을 구부린다.
4. 손은 팔 지지대에 둔 채 몸을 살짝 앞으로 기대는 방식으로 무게를 발바닥 앞부분에 두
   고 의자에서 몸을 든다.
5. 팔과 다리의 힘으로 서서히 일어난다.

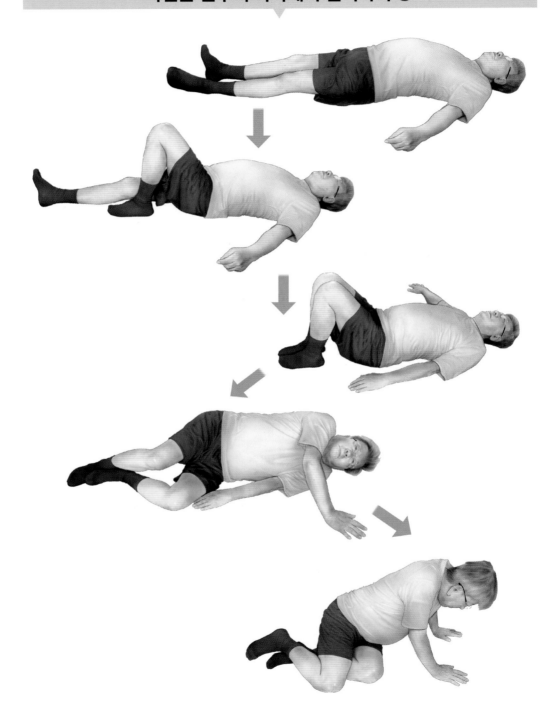

1. 바닥에 등을 대고 누운 뒤 팔을 살짝 벌린다.

2. 양 무릎을 하나씩 굽힌다.

3. 양발이 모두 바닥에 닿으면 오른손을 바깥쪽으로 뻗는다.

4. 왼쪽으로 무릎을 기울이는 동시에 몸을 굴리며 오른쪽 팔로 바닥을 짚는다.

5. 두 손으로 바닥을 밀어 옆으로 앉는다.

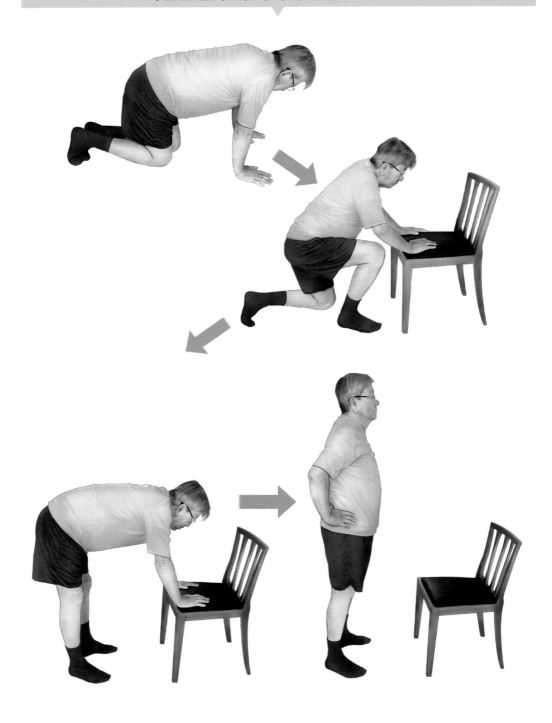

6. 손바닥과 무릎을 바닥에 대어 네발 기기 자세를 만든다.

7. 의자나 단단히 붙잡을 수 있는 물체까지 6번 자세로 기어간다. 의자의 경우 두 손으로 붙잡고 더 강한 다리가 앞으로 오도록 무릎을 굽혀 발바닥이 지면과 맞닿게 둔다. 이때 다리는 약간 벌려 옆으로 넘어지지 않도록 주의한다.

8. 앞에 위치한 강한 다리로 밀며 뒤쪽에 위치한 다리를 끌어와 바닥에 같이 위치시킨다. 이때 어지러움을 느끼지 않는지 잠시 이 자세로 멈추어서 확인한다.

9. 천천히 몸통을 밀며 의자에서 일어나 몸을 곧게 세운다.

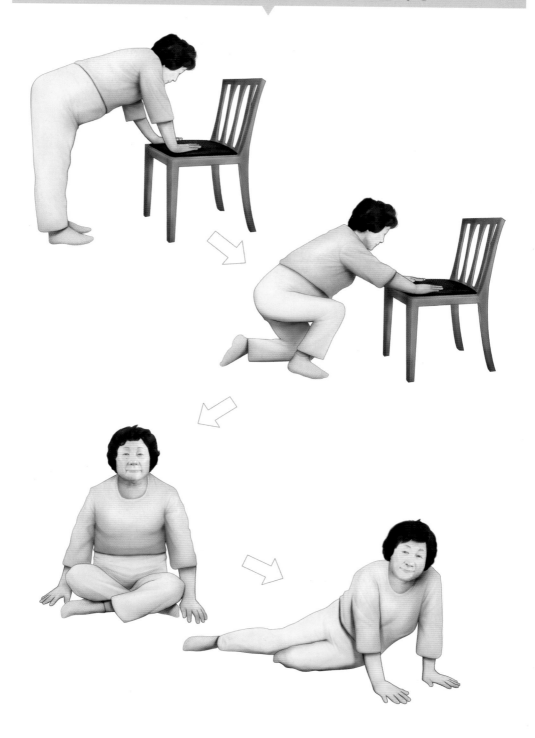

1. 견고한 의자 앞에 정면으로 선 채 몸통을 천천히 숙여 의자에 팔을 뻗어 지지한다.

2. 더 힘이 강한 쪽 다리로 지지하고 나머지 다리를 뒤로 빼며 자세를 낮춰 무릎을 댄다.

3. 지지하던 다리의 무릎을 바닥에 댄 뒤 더욱 자세를 낮춰 엉덩이를 대고 앉는다. 이때 잠시 쉬는 시간을 갖는다.

4. 두 팔을 옆으로 지지하고 다리를 반대편으로 뻗으며 서서히 중심을 낮춰 바닥에 눕는다.

❯❯ '바닥에서 일어나기'의 반대로 시행하되 자세를 낮추는 중간 중간에 충분히 호흡과 쉼을 가지며 부드럽고 느린 동작으로 시행한다.

파킨슨병 유산소 운동

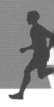

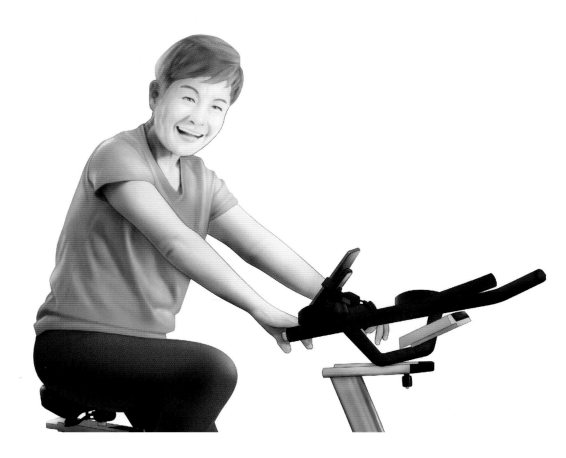

유산소 운동이란 열량을 소모하는 운동을 말한다. 유산소 운동을 하면 근육을 지속적으로 사용해 심폐기능을 온전히 활용하게 된다. WHO(세계보건기구)에서는 중강도 운동의 경우 주당 150분, 고강도 운동의 경우 주당 75분 이상 시행할 것을 권고하고 있다.

파킨슨병 환우도 마찬가지로 삶의 질 향상을 기대하기 위해서는 주당 150분의 운동이 필요하다. 즉, 하루에 적어도 30분씩 주당 5일의 운동시간이 요구되는 셈이다. 만약 30분씩의 시간을 내기 어렵다면 10분씩 하루 3번의 운동을 시행해도 좋을 것이다. 다만 파킨슨병에 최대 효과를 내기 위해서는 되도록 중등도 강도 이상의 운동이 필요하다(유산소 및 지구력 운동 부분을 참고).

유산소 운동의 예

- 걷기, 빨리 걷기, 뛰기
- 수영, 춤, 아쿠아로빅
- 의자 운동, 자전거 타기

파킨슨 유연 운동

>> 등 이완: 선 자세

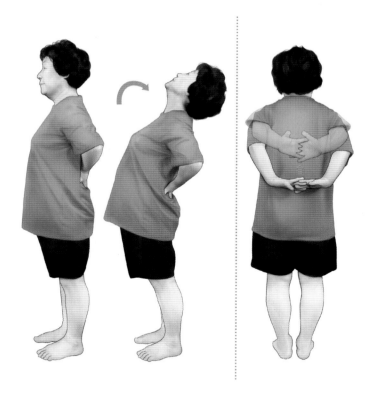

1. 골반 너비로 선다.
2. 허리 부위에 손바닥을 얹는다.
3. 몸통과 목을 부드럽게 뒤로 서서히 기댄다.

동영상 QR코드

>> 어깨 이완: 선 자세

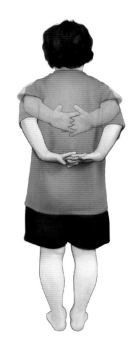

1. 골반 너비로 곧게 선 후 등 뒤로 손깍지를 낀다.
2. 머리를 든 상태로 부드럽게 팔을 들어올린다.

동영상 QR코드

! 주의사항

- 파킨슨 환우의 경우 이완운동은 항상 부드럽게 시행해야 하며 통증을 일으키는 범위까지 시행하면 안된다.
- 이완이 최대한 이루어진 상태에서는 움직이거나 반동을 주면 안 된다. 반동을 주면 근육의 파열을 유발하여 오히려 유연성을 감소시킬 수 있다.
- 운동 중 숨을 참지 말고 들이쉬고 내쉬어가며 시행한다.
- 자세는 10~30초 유지하고 운동을 각 3~4세트 시행한다.

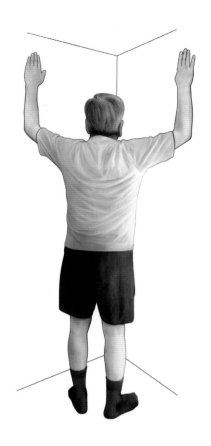

>> 가슴 이완: 선 자세

1. 벽 모서리에 서서 아래팔 전체와 손바닥을 벽에 밀착한다.
2. 모서리 방향으로 서서히 기댄다. 이때 고개는 바로 들고 발바닥은 바닥에 고정한다.

❯❯ 민첩성이 있는 환우는 문 사이에서 시행해도 되지만 앞으로 넘어질 수 있으므로 주의한다. 또한 유연성이 허락하면 발을 조금씩 앞으로 전진하며 이완을 더 가할 수 있다.

동영상 QR코드

>> 어깨 이완: 누운 자세

1. 등을 대고 바닥에 눕는다.
2. 만약에 베개를 사용한다면 머리 밑에 두되 어깨 밑에 위치해서는 안 된다.
3. 팔을 위로 뻗어 서서히 머리 위쪽으로 이완한다. 이때 중력을 이용하여 부드럽게 시행한다.

❯❯ 파킨슨 환우에게는 결코 쉬운 운동이 아니므로 호흡에 유의하며 시행한다. 통증을 참으며 시행하면 안 된다.

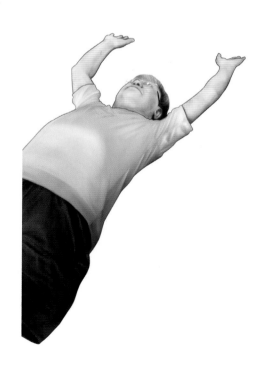

>> 몸통 이완: 누운 자세

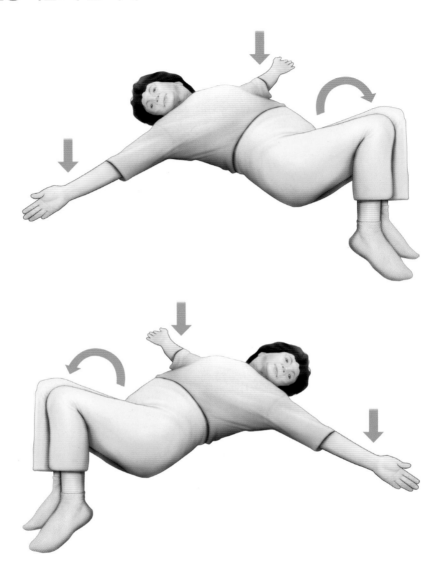

1. 등을 대고 누운 후 바닥에 발을 붙이고 무릎을 굽혀 모은다. 이때 팔을 양 옆으로 충분히 벌려 준다.
2. 몸통과 팔을 유지한 상태로 모아진 무릎을 한 쪽으로 회전한다. 이때 머리는 무릎과 반대 방향을 바라본다.
3. 반대 방향으로 이를 반복한다.

동영상 QR코드

파킨슨 유연 운동 안내

- 한번에 적어도 **10**분 이상 시행한다.

- 매일 시행하기를 권장하고 적어도 주 **3**회 이상 시행한다.

- 모든 이완 자세는 **10~30**초간 유지하되 숨을 참지 말고 충분히 들이쉬고 내쉰다.

- 그림의 모든 운동을 **3~4**세트 반복한다.

>> 목 이완: 서거나 앉은 자세

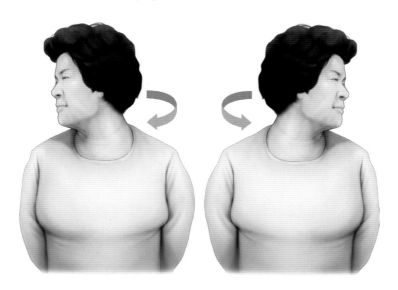

1. 바닥에 어깨너비로 발을 벌려 선다.

2. 한쪽 고개를 측면으로 돌려 약간의 이완을 느낀다.

3. 결코 고개를 젖히거나 기울이지 않고 오직 회전만 한 상태여야 한다.
   이 자세를 **10~20**초 유지한다.

4. 고개를 반대로 돌려 같은 운동을 시도한다.

5. 이 운동을 **3~5**회 반복한다.

동영상 QR코드

>> 목과 가슴 이완: 앉은 자세

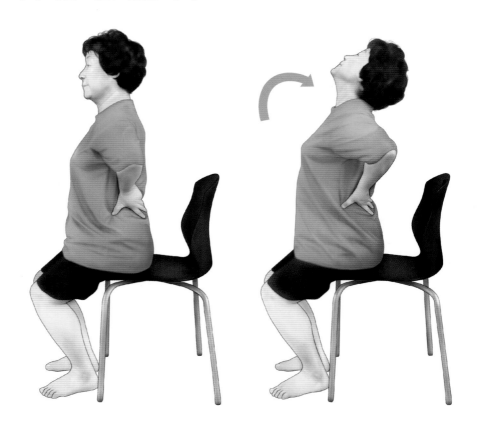

동영상 QR코드

1. 의자에 똑바로 앉은 후 등 뒤에 손을 얹거나 깍지를 낀다.
2. 목을 뒤로 기대어 가슴과 목이 이완됨을 느낀다.
3. 낙상 방지를 위해 등받이가 있는 의자를 사용한다.

>> 뒤 허벅지 이완: 앉은 자세

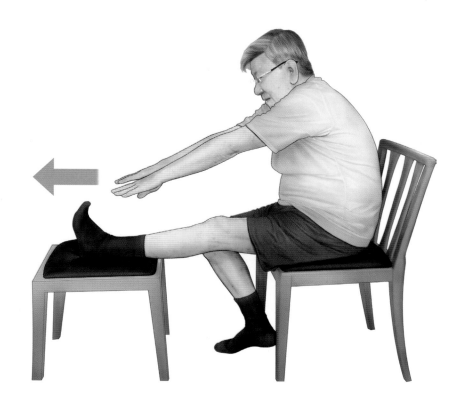

1. 의자에 똑바로 앉아 한 다리를 편 채로 다른 의자나 테이블 위에 올려 놓는다.

동영상 QR코드

2. 엄지 발가락이 천정을 향하게 하고 무릎과 등을 똑바로 편다.
3. 발가락을 향해 천천히 다가간다.
4. 무릎을 굽히지 않은 상태에서 가능한 범위까지만 전진한다.

❗ 주의사항

• 운동 중 통증이 느껴지거나 심장에 압박이 느껴지면 즉시 운동을 중단한다. 마찬가지로 반동을 주며 시행하지 않는다.

>> 측면 몸통 이완: 앉은 자세

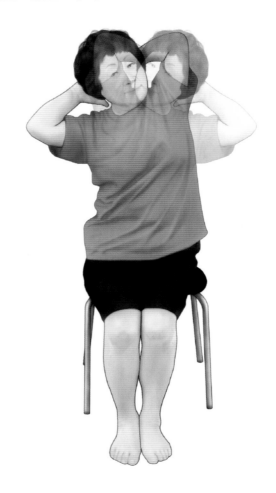

1. 의자에 안정적으로 앉는다(낙상의 위험이 있는 환우는 팔걸이가 있는 의자에 앉는 것을 권한다).
2. 머리 뒤로 손깍지를 한다.
3. 한 쪽 방향으로 몸통의 유연성이 허락하는 범위까지 기울인다.
4. 반대편도 동일하게 시행한다.

>> 발목 회전: 앉은 자세

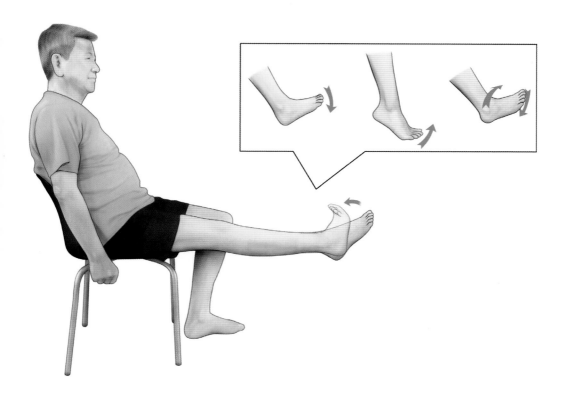

1. 앉은 자세에서 발을 쭉 뻗는다.

2. 발을 천천히 돌려 발등 위와 발바닥을 충분히 이완한다.

3. 발목을 돌려 원을 그려가며 회전한다.

4. 양쪽 발을 번갈아 시행한다.

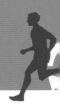

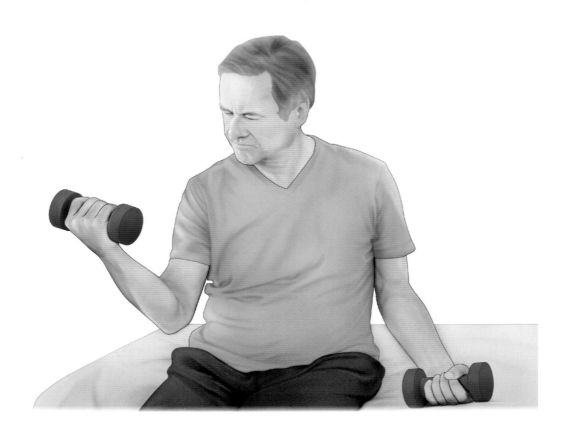

강화 운동은 하중이 있는 물건을 들어올리는 방식의 훈련을 말한다. 아령이나 물병을 들어올리는 동작뿐만 아니라 본인의 체중에 가해지는 중력을 버티는 자세도 강화 운동의 방식이 될 수 있다.

강화 운동의 구성

- 각각의 운동을 1세트 이상 시행한다. 1세트는 10~15회로 설정한다.
- 강화 운동은 이틀 연속으로 연이어 시행하지 않는다. 강화 운동 다음날은 근육의 휴식이 필요하므로 주당 2~3회 시행하기를 추천한다.

파킨슨병 환우를 위한 강화 운동 설계

1. 중심부 근육(복근)
2. 허벅지 근육(대퇴사두근)
3. 엉덩이 근육(둔근)
4. 등 근육
5. 팔 뒷면 근육(삼두근)

파킨슨병 강화 운동 주의사항

- 몸에 통증을 느낀다면 즉시 중단한다.
- 앉든지 서든지 항상 곧게 편 자세를 유지한다.
- 동작은 부드러우면서도 일정한 속도로 시행한다.
- 지지대나 물건을 너무 꽉 쥐지 않도록 한다.
- 호흡을 참지 말고 운동 내내 충분히 들이쉬고 내쉰다(다만 가장 힘을 쓰는 부분에서는 숨을 내쉬도록 노력한다).

강화 운동: 선 자세

>> 대퇴사두근

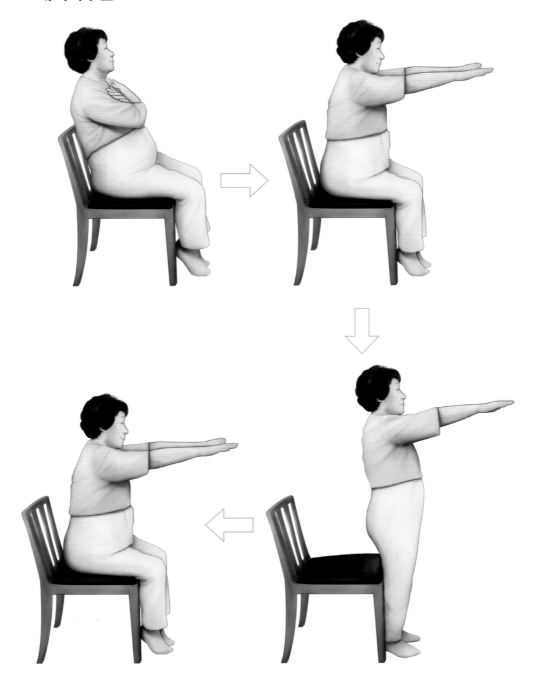

1. 의자에 앉아 가슴에 손을 얹어 모은다.
2. 서서히 앞으로 몸통을 기댄 후 다리의 힘을 이용하여 바닥을 밀며 의자에서 일어난다 (허벅지에 근력이 부족하거나 뒤로 넘어질 우려가 있으면 그림처럼 팔을 뻗어 일어난다).
3. 똑바로 선 자세를 잠시 유지한다.
4. 다시 몸통을 앞으로 살짝 숙이며 다리의 힘을 이용해 천천히 의자에 앉는다.

>> 벽타기

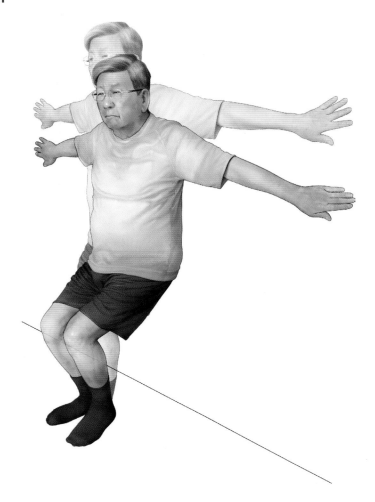

1. 발길이보다 좁은 공간을 두고 벽에 선다.

2. 등과 손을 뒤로 뻗어 벽에 기댄다.

3. 서서히 무릎을 굽히며 벽을 타고 내려간다.

4. 무릎은 발보다 더 앞으로 향하지 않도록 주의한다.

5. 이 자세에서 **5~10초**를 유지한다.

6. 다시 벽을 타고 올라와 운동을 마무리한다.

동영상 QR코드

파킨슨 환우의 음악치료

음악은 파킨슨 환우에게 큰 도움이 된다는 연구들이 보고되고 있다. 음악을 이용한 치료는 스트레스를 감소시키고 호흡과 발성을 개선하며 자가 표현을 증진시켜 준다고 밝혀졌다. 또한 움직임의 속도와 질을 보완해 리듬감 있는 운동을 유도하여 삶의 질을 크게 개선한다. 그러므로 노래와 연주, 음악을 마음껏 즐기는 동시에 여러 긍정적 효과를 얻길 추천한다.

견갑골 모으기

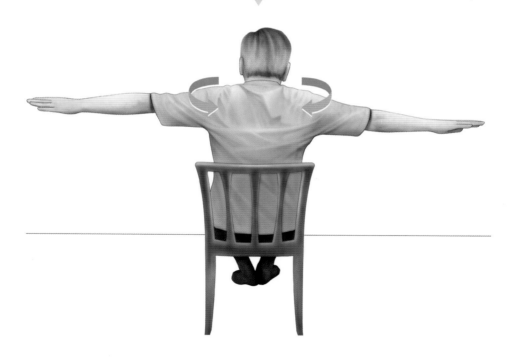

1. 등과 등받이 사이 약간의 공간을 두고 의자에 바로 앉는다.
2. 팔을 양옆으로 벌린 후 손가락을 모두 편다.
3. 숨을 내쉬며 팔을 뒤로 당겨 양쪽 견갑이 서로 닿을 듯 모은다.
4. 이 자세를 **10초** 이상 유지한다. 총 **5회** 반복한다.

강화 운동: 누운 자세

>> 허리 젖히기

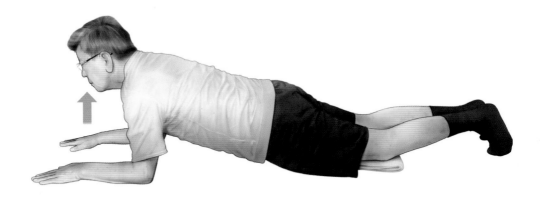

1. 배를 대고 눕는다.
2. 아래팔로 바닥을 지탱하며 몸통을 바닥에서 떼어낸다.
3. 이 자세를 5~10초간 유지한다.

동영상 QR코드

❷ 주의: 이 운동은 팔 힘을 이용하는 운동이 아니며, 등 근육을 이용해 몸통을 세우는 것임을 명심한다.

>> 네발기기

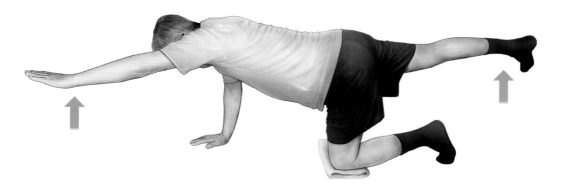

1. 무릎을 굽히고 손을 뻗어 등을 평평하게 유지한다.
2. 한 팔을 앞으로 뻗어 쭉 편다.
3. 뻗은 팔의 반대편 발을 뒤로 곧게 편다.
4. 이 자세를 **5초간** 유지한다.
5. 반대편도 운동을 시행한다.

동영상 QR코드

❷ 균형감각이 좋지 않을 경우 옆으로 낙상할 우려가 있으므로 매트나 부드러운 바닥 위
   에서 시행하거나 이 운동을 하지 않는다.

>> 엉덩이 들기

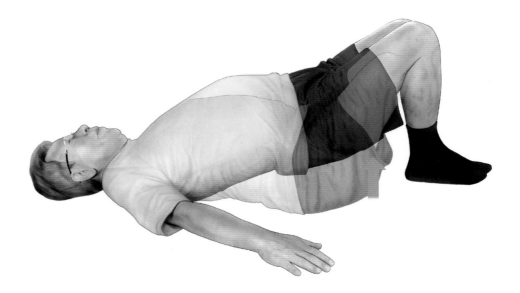

1. 등을 대고 누운 후 발바닥을 바닥에 붙이고 무릎을 굽힌다.

2. 날숨에 엉덩이 근육에 힘을 주며 골반을 들어올린다.

3. 이 자세를 5초간 유지한다.

4. 들숨에 골반을 서서히 내려 바닥에 둔다.

동영상 QR코드

◎ 척추의 심부근육을 강화하기에 좋은 운동이다.

뒤꿈치 들기

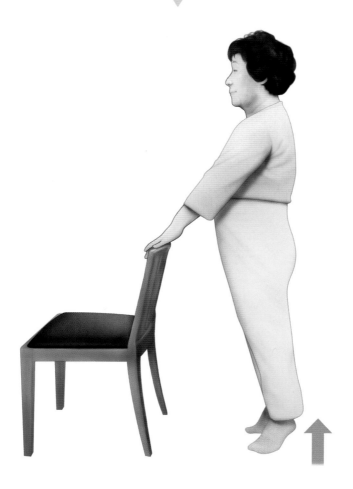

1. 안전을 위해 벽 앞에 서서 두 손으로 벽을 지탱한다.
2. 뒤꿈치를 서서히 바닥에서 들어올린다.
3. 종아리 근육에 힘을 주어 시행하며 총 **5회** 반복한다.

≫ 뒤로 넘어지는 것을 방지하기 위해 체중을 살짝 앞으로 둔다. 난이도를 증가시키기 위해 벽이나 의자의 지지 없이 뒤꿈치 들기를 시도할 수 있다.

무릎 펴기

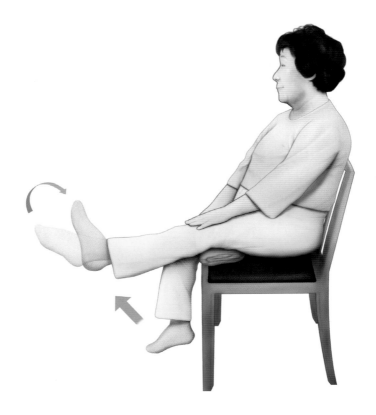

1. 의자에 똑바로 앉아 의자의 옆면을 붙잡는다.

2. 발을 떼어 무릎을 서서히 곧게 펴서 들어 유지한다.

3. 다리가 들어 올려지면 발가락으로 천정을 가리킨다.

4. 이 자세를 10초간 유지한 후 다리를 천천히 내린다.

5. 다른 다리를 들어 올려 다시 10초간 유지한다.

6. 발목에 모래주머니를 달아 무게를 점점 늘려간다.

❯❯ 발목을 당겨 줌으로써 강화와 이완운동을 동시에 시행할 수 있다.

뒷다리 들기

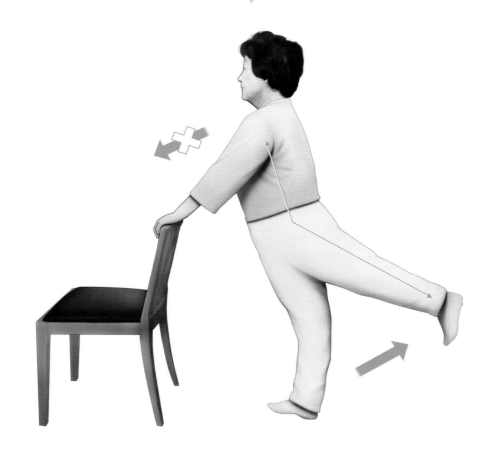

1. 균형을 위해 의자를 두 손으로 붙잡고 숨을 들이 쉰다.

2. 숨을 내쉬며 뒤로 다리를 든다. 다만 무릎을 굽히거나 발목을 굽히지 않고 다리를 들어야 한다. 물론 상체를 앞으로 기대어도 안 된다.

3. 반대로 버티는 다리의 무릎은 펴지 않고 살짝 굽힌다.

4. 이 자세를 2초간 유지하고 숨을 들이쉬며 다리를 내린다.

5. 10회 반복한 후 반대편 다리를 들어 10회 시행한다.

6. 다시 번갈아 양측을 10회씩 시행하고 마무리한다.

무릎 굽혀 아래 다리 들기

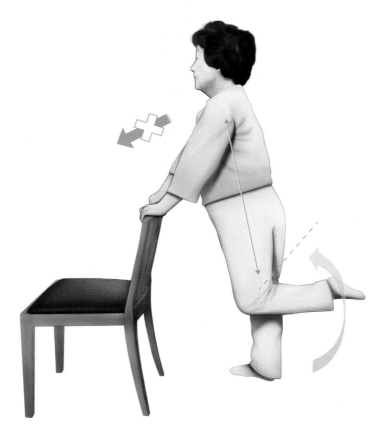

1. 균형을 위해 의자를 두 손으로 붙잡고 숨을 들이쉰다.
2. 날숨에 뒷발이 엉덩이를 향하도록 무릎을 굽힌다. 오직 무릎만을 굽혀야 하며 엉덩이
   는 움직이면 안 된다.
3. 버티는 다리의 무릎은 펴지 않고 살짝 굽힌다.
4. 이 자세를 2초간 유지하고 숨을 들이쉬며 다리를 내린다.
5. 10회 반복한 후 반대편 다리를 들어 10회 시행한다.
6. 다시 번갈아 양측을 10회씩 시행하고 마무리한다.

이 두 가지 운동을 하면 계단 오르기와 균형감각 향상에 도움이 된다.